CORAÇÃO
MANUAL DO PROPRIETÁRIO

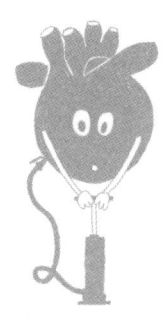

Johannes Hinrich von Borstel

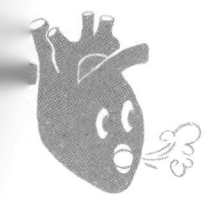

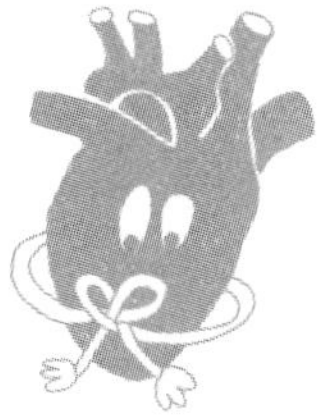

CORAÇÃO
MANUAL DO PROPRIETÁRIO

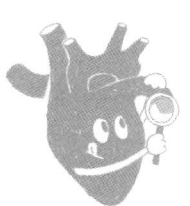

Tudo o que você precisa saber
para deixá-lo forte e saudável

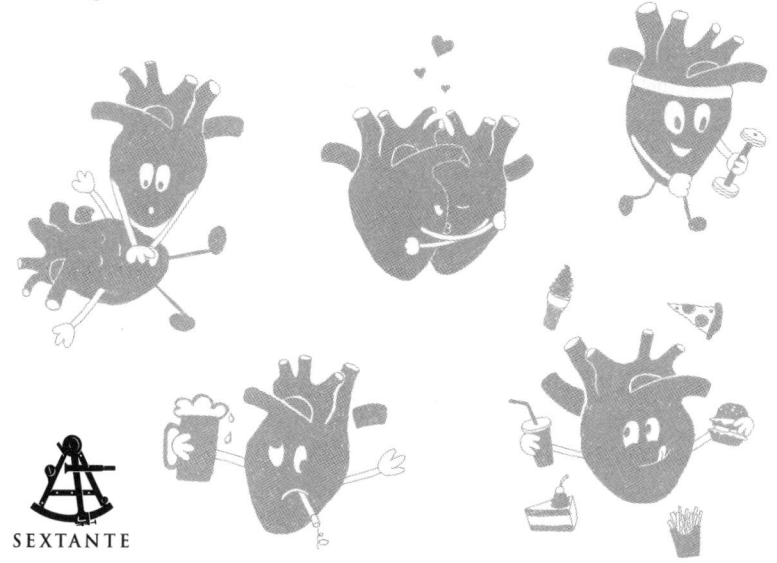

SEXTANTE

Título original: *Herzrasen kann man nicht mähen*
Copyright © por Ullstein Buchverlage GmbH, Berlim,
publicado em 2015 por Ullstein Verlag
Copyright da tradução © 2018 por GMT Editores Ltda.

Todos os direitos reservados. Nenhuma parte deste livro pode ser utilizada ou reproduzida sob quaisquer meios existentes sem autorização por escrito dos editores.

tradução: Petê Rissati
preparo de originais: Ângelo Lessa
revisão: Hermínia Totti e Natália Klussmann
diagramação: Ilustrarte Design e Produção Editorial
ilustrações: semper smile
capa: Ana Paula Daudt Brandão
impressão e acabamento: Cromosete Gráfica e Editora Ltda.

CIP-BRASIL. CATALOGAÇÃO NA PUBLICAÇÃO
SINDICATO NACIONAL DOS EDITORES DE LIVROS, RJ

B747c Borstel, Johannes Hinrich von
Coração: manual do proprietário / Johannes Hinrich von Borstel; tradução de Petê Rissatti. Rio de Janeiro: Sextante, 2018.
256 p.: il.; 14 x 21 cm.

Tradução de: Herzrasen kann man nicht mähen
Inclui bibliografia
ISBN: 978-85-431-0517-8

1. Saúde. 2. Coração. 3. Sistema cardiovascular. I. Rissatti, Petê. II. Título.

17-41948   CDD: 616.12
                                                                                   CDU: 616.12

Todos os direitos reservados, no Brasil, por
GMT Editores Ltda.
Rua Voluntários da Pátria, 45 – Gr. 1.404 – Botafogo
22270-000 – Rio de Janeiro – RJ
Tel.: (21) 2538-4100 – Fax: (21) 2286-9244
E-mail: atendimento@sextante.com.br
www.sextante.com.br

Para Michi

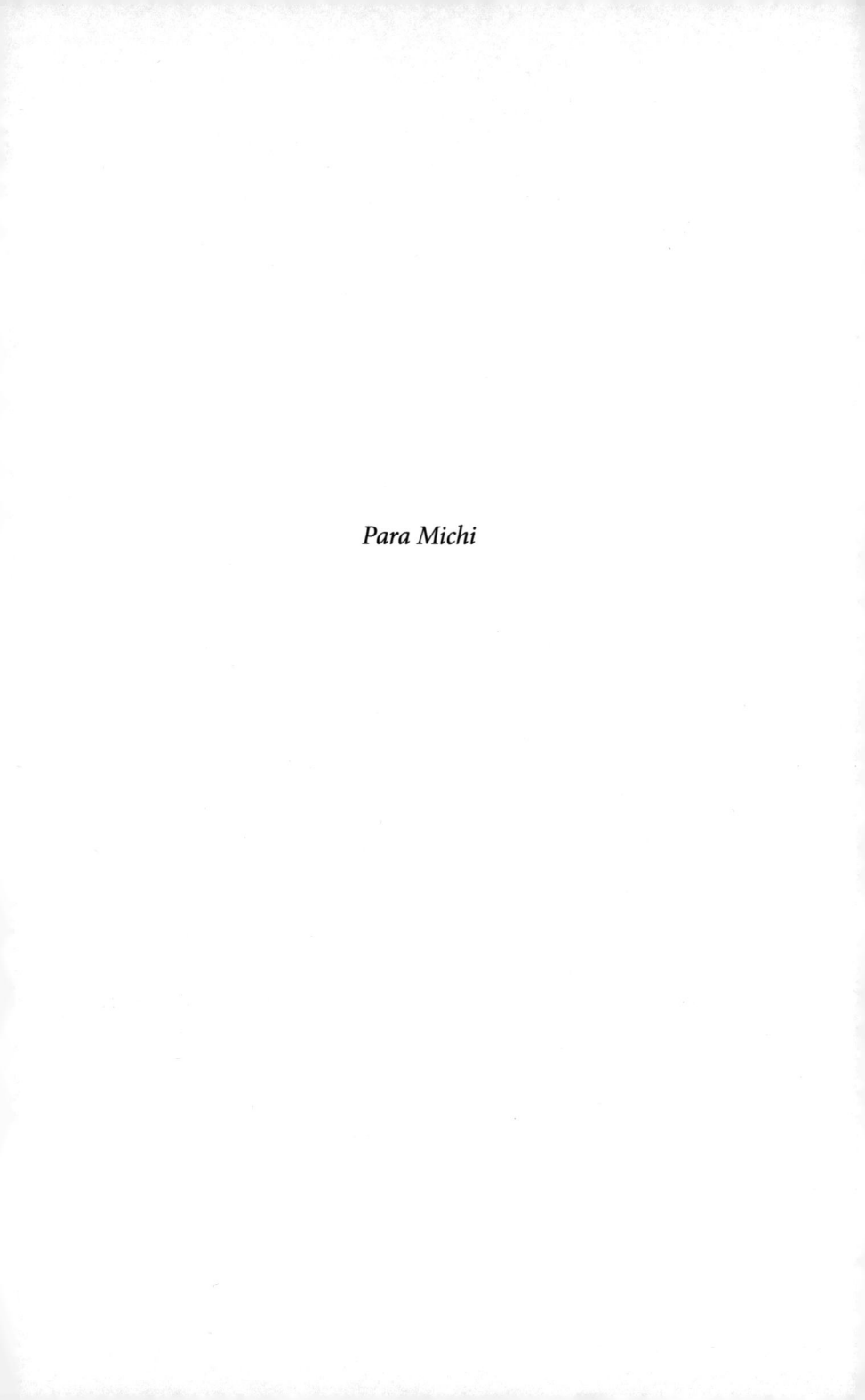

Sumário

Introdução — 9

1 Abraçando o coração
A peça de teatro mais longa do mundo — 16
O som que vem do peito — 24
A autoestrada do corpo — 30

2 Congestão cardíaca
A primeira vez — 38
Sincronia — 45

3 Roleta-russa com o coração
Uma estrada de alcatrão até o coração — 52
Um coquetel para o coração — 58
Lendo a borra de café — 60

4 Engarrafamento no coração
Obstrução total — 68
Apertou — 71
Um grande coração — 77

5 Comendo e bebendo como manda o coração
Gordura boa para o coração — 84
Alimentação saudável — 89
O tal do colesterol — 101
Doce por natureza — 107

6 Meu coração, não sei por quê...
Britadeira no peito — 116
Coração festeiro em perigo — 122
Marca-passo naturalmente integrado — 128

Se você vê a torre da igreja, está perto do cemitério   133
Música para reanimar o coração   142
Motor danificado   152

7 Exercícios na horizontal para o coração
O caminho do pecado para um coração mais saudável   156
O exército (quase) imbatível do corpo   166
É só uma picadinha   172
Cartão vermelho para o coração   176

8 Ginástica rítmica para o coração
Pule, coração, pule   180
O sistema de luta ou fuga   184
Sangue bom   187
Glóbulos vermelhos e doping   189

9 Sem pressão, nada anda
Medindo a pressão   194
De pernas para o ar   199
Batendo por dois   205

10 Coração de Bela Adormecida
O coração não pode cochilar   210
Coração doente de amor   214
Nocebo e placebo   220
O coração esburacado   225

Para terminar   229
Agradecimentos   231
Bibliografia   233

Introdução

Todo mundo faz ideia do que seja um infarto. Entre os principais sintomas estão dor no peito e falta de ar. Com frequência, compromete a função cardíaca. Uma péssima notícia, afinal, o coração é o músculo que faz com que até os pontos mais remotos do corpo – do couro cabeludo até o dedo mindinho do pé – recebam suprimento contínuo de sangue rico em nutrientes e, sobretudo, oxigênio. Obviamente isso é fundamental para a nossa sobrevivência.

Se o seu cérebro deixasse de receber o sangue enviado pelo coração por apenas alguns segundos, você teria a sensação de que recebeu uma pancada forte no crânio: desmaiaria e, quando acordasse, estaria desorientado e confuso. Isso porque o cérebro não se comporta bem quando não há oxigênio. O coração se contrai, em média, 100 mil vezes por dia. Cada vez que se contrai, são bombeados, em média, 85 mililitros de sangue. Ou seja, por dia, esse volume chega a cerca de 8.500 litros. Para transportar esse volume de líquido você precisaria de um caminhão pipa.

Um infarto não deixou que eu conhecesse meu avô Hinrich. Ele faleceu mais de 10 anos antes de eu nascer, simplesmente caiu no chão com dor torácica e falta de ar. Sempre que via sua fotografia em preto e branco na sala de estar da minha avó, eu me perguntava como teria sido conhecê-lo. O mais irônico é que ele parecia forte nas fotos do álbum de família.

Eu não entendia como algo tão pequeno podia derrubar um homem daqueles. Por isso, desde cedo li todos os livros (alguns ilustrados, outros não) que tinha em casa sobre o coração e seu mau funcionamento. Para estimular meu interesse, meus pais me forneceram mais material de leitura e, aos poucos, comecei a desenvolver um verdadeiro fascínio pelos processos do corpo humano. Foi quando decidi que gostaria de me dedicar às ciências biológicas. Queria de qualquer jeito me tornar pesquisador ou, talvez, médico. E eu não me contentava em apenas ler os livros: também colecionava desde esqueletos de camundongos até cascos de tartarugas – tudo que me fizesse compreender melhor como a natureza funcionava.

Quando tinha 15 anos, querendo aproveitar ao máximo as férias escolares, deixei os livros de lado e resolvi me candidatar a uma vaga de aprendiz numa clínica veterinária. Empolgado, disquei o número de telefone.

– A-alô...? – gaguejei. – É-é da clínica ve-veterinária?
– Sim. O que deseja?

Com toda a minha coragem, respondi:
– Meu nome é Johannes von Borstel. Estou de férias na escola e procuro uma vaga de aprendiz...
– Em que ano você está? – interrompeu-me a atendente.
– Acabei de fazer 15 anos e vou para o nono ano.

Ouvi um suspiro profundo do outro lado da linha.
– Vou ser bem direta: suas chances de conseguir uma vaga de aprendiz aqui são pequenas. Sempre fazemos cirurgias de emergência em cães. Você é novo demais para ver essas coisas.

Novo demais? Óbvio que não. Sensível demais? Talvez. Era isso que eu precisava descobrir. Queria vivenciar aquilo, dar uma olhada por baixo da pele e ver, com meus próprios olhos, o que acontecia dentro de nós, mamíferos. Como conseguiria uma oportunidade dessas? Só me restava encarar o desafio: continuei me candidatando, e numa das tentativas entrei em contato com a unidade de emergência de um hospital da minha cidade.

Dois dias depois recebi a carta tão esperada. Uma resposta positiva. E o mais incrível: para a emergência. Na hora, eu não imaginava a importância que aquele pedaço de papel teria na minha vida: ele era simplesmente meu ingresso para o futuro mais empolgante que eu poderia imaginar.

Na noite anterior ao meu primeiro dia como aprendiz, não consegui dormir. Minha cabeça estava a mil. Eu não fazia ideia de quais eram os procedimentos numa sala de emergência. Minha única preparação para aquilo tinha sido um curso de primeiros-socorros que eu havia feito anteriormente.

Cometi alguns erros bobos durante essa primeira experiência de trabalho, é verdade, mas nada de muito importante. E o fato de eu nunca ter cometido um erro grave com um paciente se deu, acima de tudo, por eu ter sido apresentado às minhas tarefas de forma gradual, após uma boa preparação. Ou seja, logo de cara eu não precisei cuidar de ferimentos graves, estancar hemorragias ou cuidar de emergências graves. Antes de receber permissão para participar dessas ações, passei por um programa intensivo de aprendizagem e, acima de tudo, de observação.

Meu dia a dia de aprendiz incluía acompanhar o médico-chefe em suas rondas pelo hospital, aprender técnicas para fazer ataduras, verificar a pressão arterial e a pulsação dos colegas para praticar, transferir dados para o computador e auxiliar no tratamento de ferimentos sem muita gravidade. Além disso, no final de cada dia, o médico-chefe me dava uma hora de aula, na qual me explicava em detalhes os procedimentos realizados nos pacientes ao longo do dia e as estratégias de tratamento.

Em pouco tempo eu estava suturando ferimentos. Comecei treinando com bananas. Aprendi que nem sempre os ferimentos são sangrentos. E o mais importante: compreendi que o atendimento compassivo é inseparável de um bom tratamento. O médico-chefe sabia reconhecer os pacientes tristes e, como por encanto, fazia um sorriso se abrir no rosto deles. Ele foi meu mentor para questões que iam muito além da medicina.

Com muita paciência, ele me explicou a estrutura do corpo humano, desde a pele até os órgãos internos. Foi quando eu me reencontrei com meu grande amor (na medicina): o coração. Encantado, ouvi as explicações sobre o músculo cardíaco e sua estrutura de quatro câmaras. Ele falou da época em que havia trabalhado na emergência, dos infartos e das formas de tratar as doenças cardíacas. E quanto mais eu aprendia, mais me impressionava com esse músculo que tem o tamanho de um punho. Algo mudou dentro de mim, e me apaixonei pelo coração.

Neste livro, levarei você em uma viagem pelo coração. Primeiro, vamos conhecer seu desenvolvimento e crescimento. Quero mostrar que o sistema circulatório se assemelha a uma malha rodoviária – com vias esburacadas e até engarrafamentos. Você verá como o design do coração é sofisticado e como os processos nos átrios e ventrículos podem sair dos trilhos. Vai saber o que acontece exatamente com o músculo quando fumamos feito uma chaminé, quando nos entupimos de fast-food e quando bebemos além da conta. E explicarei por que quem atua em medicina de emergência não trabalha com esoterismo mas mesmo assim precisa saber ler borra de café.

Depois, você vai descobrir quais doenças enfraquecem o coração e receber algumas dicas sobre a alimentação ideal para o músculo cardíaco. Vou investigar se o colesterol é mesmo um vilão, por que os boticários da Idade Média provavam a urina dos pacientes e explicar por que os quatro cavaleiros do Apocalipse não são só personagens bíblicos.

Em seguida, vamos falar dos átrios. Muitas vezes, o coração volta do que deveria ser um período de descanso mais cansado do que antes. Vou explicar o que determina um ritmo cardíaco saudável, que fatores podem influenciá-lo e o que é possível fazer quando esse ritmo apresenta problemas. Também estudaremos o método mais radical para trazer o coração de volta à ativa: a reanimação.

Essa técnica só é necessária quando o coração para de bater, mas, para garantir que isso não aconteça com você, analisaremos um excelente método de prevenção: o sexo, que fortalece o corpo e seu exército de defesa – o sistema imunológico. Vou examinar os pequenos soldados do nosso sistema defensivo e explicar por que a receita de Churchill para uma vida longa ("Nada de praticar esportes!") talvez não seja uma boa ideia. Também faremos um tour pelo sangue e seus componentes e daremos uma olhada na pressão arterial.

Por fim, vamos descobrir como nossa psique e aquele friozinho na barriga influenciam o coração. É possível morrer por causa de um coração partido? Qualquer que seja a resposta, não devemos subestimar nosso poder de autocura, mas é bom saber que a medicina moderna tem ferramentas para consertar um coração com defeito, trocando ou restaurando peças, ou até substituí-lo por outro totalmente novo.

Essas são as paradas da nossa viagem pelo coração – cada uma mais fascinante que a outra. Vamos lá?

1

ABRAÇANDO O CORAÇÃO

*Como o coração se forma, como é estruturado
e como funcionam suas vias de condução*

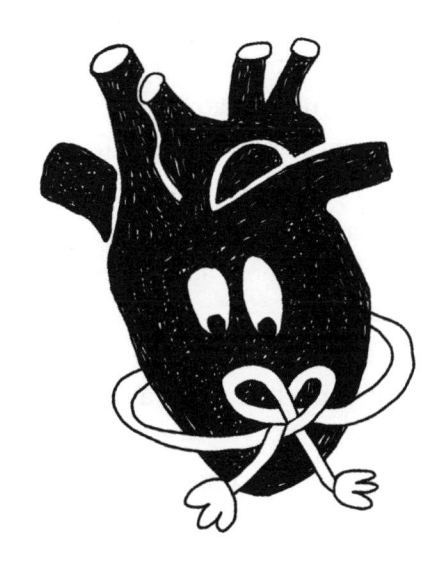

A peça de teatro mais longa do mundo

Tum-tá, tum-tá, tum-tá, tum-tá, tum-tá. Os sons de um coração se contraindo. Cheio de energia, dia após dia ele presta seu serviço essencial à vida. Trabalha sem parar, não importa se estamos acordados ou dormindo. Começa no primeiro dia de vida e só para no último suspiro. Mas o que acontece com o nosso dedicado bombeador de sangue nesse meio-tempo – ou seja, durante a vida? A resposta, na verdade, não é complicada.

Sou um apaixonado por teatro e acredito que a experiência de um coração pode ser comparada a um drama clássico em cinco atos. O primeiro ato é a introdução. No segundo, a ação aumenta. O terceiro ato é o ápice da peça. A partir daí, tragicamente, é ladeira abaixo: depois do quarto ato, tudo piora, e o quinto, o da catástrofe inevitável, encerra a peça.

Mas chega de conversa: é hora de subir as cortinas para o verdadeiro drama do coração.

Primeiro ato: O coração que ainda não nasceu

No teatro, a peça geralmente começa com a apresentação dos personagens. Isso acontece no primeiro ato. Então, permita-me fazer as apresentações: logo cedo, após a fertilização do óvulo, ponto que marca o começo do complexo processo de desenvolvimento embrionário, estabelecem-se as bases para a construção de um coração funcional. Forma-se um conjunto de células bastante despretensioso chamado "placa cardiogênica" (termo formado a partir das palavras gregas *kardía*, que significa "coração", e *genesis*, que quer dizer "origem" ou "criação"). Ela forma dois filamentos, que se desenvolvem e se transformam em tubos.

Ao mesmo tempo, forma-se o pericárdio (a serosa que envolve o coração), onde o coração continuará se desenvolvendo. Mais tarde, o pericárdio também vai envolver o coração adulto. Dentro da membrana, crescem os dois tubinhos paralelos que formam um grande tubo cardíaco. Ele se estende e, por fim, se enrola. O processo é conhecido como torção do tubo cardíaco. Mas o desenvolvimento do coração ainda está longe de terminar. A seguir, formam-se as aurículas – que se assemelham a orelhas. Os cientistas ainda não descobriram a função exata das aurículas, que nada mais são que apêndices dos átrios. Sabe-se, porém, que são responsáveis pela liberação de um hormônio que mais tarde promove a eliminação da urina. Nosso coração não só bombeia sangue como nos ajuda a fazer xixi.

Nesse ponto, quase um mês se passou desde a fecundação, já é possível reconhecer as áreas que se tornarão o átrio (por onde o sangue entra no coração) e ventrículos (por onde sai). As valvas cardíacas começam a se desenvolver, assim como a parede que separa as câmaras direitas e esquerdas do coração. No entanto, a parede só se fecha completamente dias depois do nascimento.

Na verdade, existe uma abertura entre os átrios direito e esquerdo: o forame oval. Através dessa abertura o sangue flui do átrio direito para o esquerdo e, depois, para o corpo do embrião. Por quê? A resposta é simples: o embrião ainda não consegue respirar por conta própria; por isso, não faria sentido conduzir o sangue pelos pulmões. O atalho resolve o problema.

No fim das contas, o que resulta desse desenvolvimento é uma estrutura musculosa por fora e oca por dentro.

Segundo ato: O coração recém-nascido

O coração de um recém-nascido é bem diferente do de um adulto. Tem aproximadamente o tamanho de uma noz e trabalha muito mais depressa. Contrai-se até 150 vezes por minuto, mesmo que o bebê não esteja praticando nenhum esporte! É o dobro da frequência cardíaca de um adulto. Nesse estágio da vida, o coração ainda é muito pequeno, por isso bombeia pouco sangue a cada contração. Quando ele passa a funcionar de forma totalmente autônoma após o nascimento, dias depois do parto o forame oval se fecha. Como a conexão é fechada, o lado direito do coração passa a bombear o sangue para a circulação pulmonar e o esquerdo, para o resto do corpo.

No teatro, é mais ou menos neste momento que surge o primeiro conflito. E é o que também acontece com o coração, pois, se algo deu errado em seu desenvolvimento, o problema aparece agora. Embora as técnicas de diagnóstico pré-natal sejam muito avançadas, infelizmente não são perfeitas. Quando um médico ausculta um coração infantil anormal, em geral ele consegue diagnosticar o defeito cardíaco com base nos ruídos, mas é possível que algo passe despercebido.

O mais comum é o defeito do septo interventricular, que é a ocorrência de um orifício na parede entre os ventrículos.[1] Nos casos mais graves, a criança mal nasce e já vai direto para a mesa de cirurgia para sofrer uma intervenção cardíaca. No entanto, a necessidade disso depende do tamanho da abertura. Defeitos pequenos podem até desaparecer naturalmente – contanto que o recém-nascido esteja saudável e cheio de energia, em geral não há risco agudo de morte. O principal é saber se os órgãos infantis estão recebendo oxigênio suficiente. Caso estejam, os médicos, os pais e, acima de tudo, os bebês podem respirar aliviados.

---

[1] Veja "O coração esburacado", na página 225.

Terceiro ato: O coração forte

O coração de um adulto saudável de 20 anos se contrai 60 a 80 vezes por minuto. Caso se trate de um atleta em plena forma, a frequência pode ser bem mais baixa em repouso. O músculo cardíaco é cheio de energia. Para compreender a configuração interna do coração, fazemos um corte transversal.

Vamos examinar o coração do ponto de vista de um glóbulo vermelho, ou eritrócito. O eritrócito contém o pigmento vermelho, a hemoglobina. Sua principal tarefa é transportar oxigênio do pulmão para todo o corpo e levar o dióxido de carbono para o pulmão.

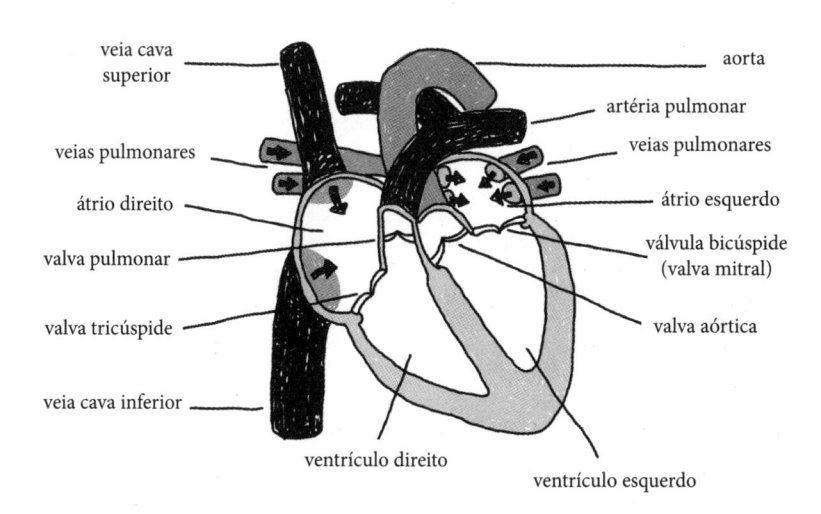

O interior do coração humano.

Imagine que você é um eritrócito e está transportando dióxido de carbono – preso à hemoglobina – de um órgão do corpo (por exemplo, o cérebro) para o coração por um vaso sanguíneo. Então, está numa veia, termo para todas as vias que transportam sangue para o coração – ao contrário das que transportam sangue do coração para o corpo, as artérias. Depois de um longo caminho, você chega à veia cava superior, vaso sanguíneo que desemboca diretamente no coração. Ainda com o dióxido de carbono, você chega ao átrio direito, de onde segue para o ventrículo direito. E rápido, pois você tem uma missão a cumprir!

Entre o átrio direito e o ventrículo direito você passa por uma valva cardíaca chamada valva tricúspide, pois tem três pontas (a palavra latina *cuspis* significa "ponta"). Quando sai do átrio direito por essa valva, não há mais volta – isso se estiver em um coração saudável. Todas as valvas cardíacas são unidirecionais, só permitem que o sangue flua em uma direção. Essa é uma forma confiável de impedir que o sangue reflua do ventrículo direito para o átrio direito. Ou seja, em corações saudáveis o sangue flui apenas em uma direção e não fica indo e voltando entre átrio e ventrículo.

Em seguida, o eritrócito sai do ventrículo direito por outra valva cardíaca – a valva pulmonar – para os pulmões. Ao atravessar a valva, chega à artéria pulmonar. Aliás, isso prova que aquela história de que "as artérias transportam sangue rico em oxigênio, e as veias, sangue pobre em oxigênio" é equivocada – afinal, você ainda tem dióxido de carbono (ou seja, está "pobre em oxigênio") mas está nadando em uma artéria, e não em uma veia. Repetindo para fixar a informação: as artérias levam sangue para *fora* do coração, e as veias, para *dentro* (embora também haja pequenas exceções a essa regra – por exemplo, o fígado).[2]

Chegando ao pulmão, o eritrócito completa sua primeira missão: deixa o dióxido de carbono e se abastece de oxigênio. Com essa carga, segue pelas veias pulmonares (!) e regressa ao coração. Os eritrócitos entram no átrio esquerdo e atravessam uma tercei-

---

[2] Veja trecho sobre a circulação da veia porta na página 65.

ra valva para entrar no ventrículo esquerdo, o último ventrículo da viagem. A valva entre o ventrículo esquerdo e o átrio esquerdo chama-se bicúspide (de duas pontas) ou valva mitral, pois seu formato lembra o chapéu de um bispo, a mitra.

O ventrículo esquerdo é o fisiculturista do mundo das cavidades cardíacas: sua parede muscular é, de longe, a mais espessa. Afinal, precisa exercer bastante pressão para manter o sangue em movimento contínuo e bombeá-lo até as extremidades do corpo.

Passamos pela última valva, a valva aórtica, e entramos na principal artéria do corpo, a aorta. Ao sair do coração a aorta forma um arco cheio de ramificações que segue para a cabeça e os braços. Então, estende-se para o abdome, onde se ramifica outra vez em veias menores e fornece sangue rico em oxigênio a todos os órgãos e tecidos – até a ponta dos dedos do pé.

Com isso, chegamos ao clímax do drama cardíaco. Tudo funciona bem, e o coração e os vasos sanguíneos parecem um sistema indestrutível. Mas uma reviravolta trágica está prestes a acontecer.

Quarto ato: O coração doente

Logo depois dos 25 anos de vida, as primeiras "calcificações" começam a se depositar nas paredes das artérias coronárias (que fornecem sangue ao próprio músculo cardíaco). A essa altura, a situação ainda não é dramática, mas este é o primeiro passo para uma doença de graves consequências: a "calcificação vascular", mais conhecida como arteriosclerose – a principal responsável por duas das causas de morte mais frequentes no mundo: o infarto do miocárdio e o acidente vascular cerebral (AVC ou derrame). Com o tempo, os depósitos na parede vascular se tornam mais espessos, restringindo o fluxo sanguíneo até que, nos casos mais graves, o fluxo é totalmente bloqueado (como um cano de água calcificado). Quando isso acontece nas artérias coronárias, pequenas ou até grandes partes do músculo cardíaco deixam de receber nutrientes e oxigênio suficientes e começam a se alterar. Isto é o infarto. As áreas com abastecimento abaixo do necessário se tornam uma espécie de tecido fibrótico que para de participar das contrações cardíacas. E todos sabemos que qualquer equipe é tão boa quanto seu membro mais fraco. O resultado: o coração inteiro perde em força e resistência.

No teatro é o instante em que a história desacelera antes do grand finale. No caso do infarto, a medicina assume esse papel. Para adiar a catástrofe inevitável, ou, melhor ainda, evitá-la, os médicos podem administrar medicamentos, realizar tratamentos com cateteres (tubos finos inseridos nas artérias coronárias) e tentar mudar o estilo de vida do paciente. Tudo isso para manter o risco de outro infarto no nível mais baixo possível.

Quinto ato: O coração maduro

Dor no peito. Batimentos cardíacos irregulares. Quando o médico ausculta o peito com o estetoscópio, não ouve mais o tum-tá, tum-tá, tum-tá regular. Agora, soa mais como tum... tá, tu-tu--tá, tum, tu-tá. O paciente sente falta de ar e fraqueza. Depois de trabalhar ininterruptamente por tanto tempo, o coração está bem mais enfraquecido. Ele já passou por muita coisa. Já está vivendo seu segundo ou terceiro infarto. Seu bombeamento é cada vez mais fraco e, num último ato de coragem, ele tenta dar tudo de si para voltar a trabalhar mais rápido. Mas, no fim das contas, não adianta. O coração para de funcionar corretamente, se contorce de forma descontrolada por um breve instante e, por fim, para. Cai o pano.

***

Esse é o inevitável fim do drama. Previsível, mas, ainda assim, trágico. Mesmo sabendo que todos os corações um dia param de funcionar, o período até isso acontecer não precisa ser dramático. Muito pelo contrário: uma vida saudável e cheia de energia está muito mais perto de uma comédia do que de um drama. No fim, o coração vai parar de qualquer forma, mas pelo menos seu dono vai ter rido bastante e vivido plenamente.

A parte boa é: todo mundo pode tomar precauções para viver essa derradeira parada cardíaca o mais tarde possível. E, no melhor dos casos, sem que problemas cardiovasculares estraguem a jornada.

O primeiro passo para alcançar esse objetivo é ter senso de humor. Às vezes, a vida fica muito séria, mas um sorriso no rosto deixa tudo mais leve. Experimente a ioga do riso. Ou entre no YouTube e procure vídeos de bebês dando risada.

Não são só os hipocondríacos que interpretam sintomas insignificantes como o prenúncio de uma doença fatal. A verdade é que ninguém está livre dessa sensação paralisante, mas é um alívio saber que, em geral, o ser humano é saudável por natureza, e isso também vale para o coração.

Quando você sente alguma coisa estranha no corpo, em geral não é aquela doença raríssima que mata em poucas horas, mas algo totalmente inofensivo. Confie no meu ditado favorito: "Nem tudo que reluz é ouro, nem tudo que balança cai." Portanto, não há nada impedindo sua felicidade e sua boa saúde física. Apesar disso, às vezes eu gosto de ouvir atentamente o que meu coração tem a dizer.

O som que vem do peito

Estou na cama ouvindo meu coração trabalhar. Bate um pouco mais forte que o normal, pois nadei na piscina antes de me deitar. Observo meu despertador e conto 19 batimentos em 15 segundos. Faço as contas: 19 batimentos em 15 segundos, o que dá 76 batimentos por minuto. Olho para baixo e vejo meu peito se movimentar a cada batimento.

Quando eu fazia residência, sempre andava com um estetoscópio e auscultava meu coração. Tum-tá, tum-tá, tum-tá, tum-tá, tum-tá. Na época, tinha acabado de fazer 25 anos. Isso significa que meu músculo cardíaco já se contraíra mais ou menos 900 milhões de vezes, cumprindo sua tarefa de me manter vivo com dedicação e confiabilidade. Obrigado, meu querido coração, por realizar esse trabalho monótono por mim.

Mas, se você prestar atenção, vai notar uma coisa: o trabalho do coração não é nada monótono. Ao se contrair, produz uma espécie de eco: tum-tá, tum-tá, tum-tá. Um batimento não corresponde à contração do órgão inteiro de uma só vez, mas ao movimento coordenado da musculatura dos átrios e dos ventrículos e à abertura e fechamento das valvas cardíacas.

Primeiro, os átrios se contraem e bombeiam o sangue para os ventrículos. Em geral, não é possível ouvir esse processo com o estetoscópio. Cerca de 150 milissegundos depois, os ventrículos se contraem, enviando o sangue para os pulmões e para o resto do corpo. A contração da musculatura do ventrículo causa o "tum". O "tá", porém, não é causado pelo coração, mas pelo fechamento da valva aórtica e da artéria pulmonar. Ponho o estetoscópio em outro ponto da minha caixa torácica. O som muda. Mais acima, muda de novo. Eu poderia passar horas ouvindo meu coração com o estetoscópio.

Voltando ao começo: deitado na cama, o que me deixa especialmente empolgado esta noite são os sons produzidos pelas valvas cardíacas. Elas fazem o sangue se movimentar sempre em uma única direção no trajeto dentro do coração e evitam que ele tome o caminho inverso. Como vimos, elas são quatro: duas atrioventriculares (a mitral e a tricúspide) e as outras duas, semilunares (a aórtica e a pulmonar, que têm esse nome por lembrarem uma lua crescente). Elas abrem e fecham alternadamente. E assim surgem os ruídos específicos de cada valva. Os médicos diferenciam quatro sons cardíacos, dos quais apenas dois são audíveis pelo estetoscópio.

O primeiro nasce com a contração da musculatura ventricular, também chamada de B1 (primeira bulha) pelos médicos. O segundo é mais alto, curto e nítido do que o primeiro. Chamado de B2, é causado pelo fechamento das duas valvas semilunares. Quando esse fechamento ocorre durante a passagem do sangue, é possível que o som mude e se "divida". Nesse caso, a valva aórtica se fecha um pouco antes da valva pulmonar.

Como qualquer pai ou professor pode confirmar, crianças e jovens são mais barulhentos do que adultos. Isso também vale para o coração, pois o terceiro e o quarto sons não podem ser ouvidos com o estetoscópio em adultos saudáveis, mas, em jovens, às vezes é possível.

O terceiro som (B3) surge quando o ventrículo esquerdo é preenchido pelo sangue. É normal ouvir essa bulha em crianças e jovens, mas em adultos pode ser indício de problema. Para ser mais exato, um problema com a valva bicúspide entre o átrio esquerdo e o ventrículo esquerdo (ou insuficiência da valva mitral), distensão patológica do ventrículo (também conhecida como dilatação ventricular) ou insuficiência cardíaca. Quando resta muito sangue no ventrículo no momento em que ele é preenchido outra vez, o sangue que entra se choca com o residual, e isso produz um som.

O quarto som (B4) resulta da contração dos átrios. Se for auscultado em adultos, pode indicar pressão arterial alta, espessamento anormal das paredes do músculo cardíaco, obstrução na via de saída do ventrículo esquerdo ou estreitamento da valva aórtica, uma condição conhecida como estenose aórtica. Em geral, a quarta bulha é seguida imediatamente por B1.

Auscultar tudo isso com o estetoscópio é uma verdadeira arte. Existem médicos com uma audição tão treinada que não só escutam as menores alterações no coração, mas até microtumores no pulmão. Para isso, colocam o estetoscópio na caixa torácica e começam a dar batidinhas em pontos específicos. Com base no eco, às vezes identificam tumores. Nunca consegui realizar esse feito, mas me parece o caso típico em que a prática leva à perfeição.

O estetoscópio é útil não só para ouvir o coração, mas o restante do corpo. Cresci em Harz, uma região montanhosa da Alemanha bastante procurada por motociclistas durante o verão. Aconteciam muitos acidentes graves na estação quente, e com frequência essas batidas horríveis causam ferimentos feios. Na época, quando eu chegava como enfermeiro de resgate ao local do acidente, auscultava, antes de tudo, os pulmões e o abdome, porque, apesar de o acidentado estar respirando, muitas vezes não se ouve o esperado ruído de respiração na lateral da caixa torácica.

Essa aparente contradição acontece porque, na maioria das vezes, há um pneumotórax (ou pulmão colapsado) na lateral da caixa torácica onde não se ouve som, apesar de a falta de som também poder indicar acúmulo de sangue no tórax (hemotórax) ou, nos casos mais graves, uma combinação dos dois (hemopneumotórax). Se dermos batidinhas na caixa torácica durante a ausculta (na medicina, chamamos isso de "percutir"), poderemos diferenciar, com base no som, o ar do sangue acumulado. Onde existir ar o som lembra uma batida de tambor, ao passo que o acúmulo de sangue emite um som de líquido, como se alguém batesse em tímpanos de percussão cheios d'água.

Durante uma avaliação de rotina, geralmente o médico ausculta o abdome do paciente para verificar a função intestinal. Depois de um acidente de moto, ausculta o abdome e percute a região para excluir ou confirmar a possibilidade de hemorragia ou de acúmulo de líquido. Como você pode ver, o estetoscópio é um companheiro constante e útil do médico, indispensável em diversas áreas, sobretudo na cardíaca.

No entanto, o instrumento tem suas limitações. Existem estetoscópios especiais para cardiologistas, com os quais somos capazes de ouvir até minhocas no subsolo, mas nem eles conseguem detectar tudo – por exemplo, a terceira e a quarta bulhas cardíacas. Por isso, aconselha-se um exame cardíaco ultrassonográfico especial chamado ecocardiograma. Ele permite, por exemplo, que o médico verifique o tamanho do coração, dos átrios e dos ventrículos, a espessura das paredes cardíacas, o movimento de todo o músculo, suas valvas e até suas falhas na distribuição do fluxo sanguíneo. Em geral, o médico também consegue detectar indícios de cardiopatias, sejam elas causadas por falhas nas valvas ou por estreitamentos nas artérias coronárias.

Na faculdade, aprendi uma frase mnemônica que nunca mais esqueci: "**Antônio Pegou a Mala de Tom às 22h54**." Parece sem pé nem cabeça, mas ela ajuda os médicos a gravar onde devem pôr o estetoscópio para auscultar a função das valvas cardíacas. A única coisa que se precisa gravar além da frase é que o caminho deve ser feito no sentido horário, que os números indicam os espaços entre as costelas 2, 4 e 5 e que as letras iniciais da frase são idênticas às das valvas (Aórtica, Pulmonar, Mitral e Tricúspide). Quando aprende isso, você se torna capaz de ouvir os sons do seu coração. Contudo, sem décadas de prática é quase impossível reconhecer as diferenças mínimas entre eles; por isso, é difícil interpretá-los. Deixe esse trabalho para um cardiologista experiente.

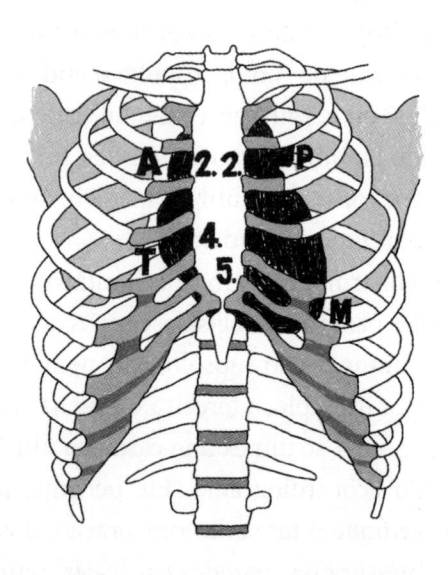

Antônio Pegou a Mala de Tom às 22h54 – os focos de ausculta.

Existe uma escala de seis gradações para o volume dos sons cardíacos. Eles variam de "difícil de ouvir mesmo para especialistas", passam por "audível, mas sem frêmito palpável" e chegam a "audível sem estetoscópio, intensidade máxima". Além disso, os médicos distinguem a forma como os ruídos mudam ao longo do tempo, categorizando-os como "em crescendo" (no qual o volume sempre aumenta), "em descrescendo" (no qual o ruído diminui), "em crescendo-decrescendo" (no qual o ruído começa baixo, aumenta no meio e volta a abaixar no fim) e "contínuo" (permanente na mesma altura). O coração é um instrumento que pode tocar diversos tipos de música. O médico pode se basear nessas características para diagnosticar problemas e realizar o tratamento adequado nas valvas cardíacas.

    O funcionamento de todos os elementos do coração como um único órgão é complexo, mas empolgante. No entanto, não adianta nada ter o melhor motor do mundo se não há estradas onde o veículo possa rodar. As "estradas" são o sistema circulatório, sem o qual o coração não teria motivos para existir. No fim das contas, a força e a resistência do músculo cardíaco, além da estrutura de suas valvas e seu sistema condutor, servem apenas para um objetivo: fazer o sangue correr veloz pelas estradas.

A autoestrada do corpo

Os vasos sanguíneos transportam sangue e nutrientes até os pontos mais distantes do corpo. De fato, poucas regiões não são irrigadas por eles, como as córneas, o esmalte dos dentes, o cabelo, a unha e a camada mais externa da pele. Para transportar o sangue, precisamos de um sistema tubular: os vasos sanguíneos. Eles são quase como as autoestradas do corpo: em cada indivíduo, as artérias, as veias e os capilares (ramificações mais finas dos vasos nos tecidos) somam cerca de 150 mil quilômetros.

Ao contrário de tubulações que formam o sistema de esgoto, os vasos sanguíneos são bastante maleáveis. Isso é bom, pois permite ao corpo mudar o diâmetro dos vasos. Só assim ele pode fornecer mais ou menos sangue a determinados órgãos e estruturas, dependendo de que região está precisando de nutrientes e oxigênio no momento. No fundo, seu funcionamento é como o de um motor de automóvel: quanto mais se pisa no acelerador, mais gasolina é injetada nos cilindros.

Quando corremos, precisamos que os músculos recebam mais sangue para satisfazer a maior necessidade de oxigênio do organismo. Com isso, a pele passa a receber mais sangue e dispersa um pouco de calor através da superfície refrescada pela umidade do suor. Para isso, o corpo reduz o volume de sangue enviado para o intestino, entre outros pontos do corpo. Afinal, podemos fazer a digestão mais tarde. O mesmo acontece com os pulmões: se uma parte deles recebe pouco oxigênio, os vasos na região se contraem. Não há motivo para enviar sangue a uma área que não tem oxigênio a ser transportado.

Tudo isso só é possível porque as artérias e veias são estruturas elásticas. Na verdade, são semelhantes, mas apresentam certas diferenças. Veias e artérias têm a parede formada por três camadas. A camada interna, chamada de endotélio, é formada por tecido conjuntivo. As células endoteliais revestem a parede interna do vaso sanguíneo, funcionando como uma barreira que protege os tecidos externos e podendo atuar na regulação do sistema cardiovascular. São a decoração interna e o papel de parede dos vasos sanguíneos, mas sua utilidade vai muito além disso. Elas liberam, por exemplo, óxido nítrico, que estimula o relaxamento – e, com isso, a dilatação – dos vasos sanguíneos do coração ou dos músculos esqueléticos. Isso acontece durante o esforço físico, possibilitando a chegada de mais sangue rico em oxigênio aos músculos.

A camada intermediária é musculosa; para ser mais exato, é composta de fibras elásticas e células musculares lisas que envolvem o vaso sanguíneo. Nela, entremeiam-se fibras do sistema nervoso autônomo – aquele que não controlamos conscientemente –, que regulam o diâmetro dos vasos sanguíneos por contração e dilatação das células musculares lisas. Quanto mais dilatado o vaso, mais sangue consegue fluir por ele.

A camada externa do vaso sanguíneo é composta por fibras do tecido conjuntivo, que ligam artérias ou veias ao resto do corpo. Nela estão os nervos que controlam as células musculares lisas da camada intermediária. No entanto, os próprios vasos sanguíneos também precisam de oxigênio, por isso são recobertos por vasos ainda menores, conhecidas como *vasa vasorum* (em latim, "os vasos dos vasos"), que fornecem tudo de que as veias precisam para trabalhar. Os *vasa vasorum* também correm nessa camada mais externa.

As artérias podem ser consideradas os vasos esportistas do corpo e as veias, os sedentários. Suas estruturas em camadas são basicamente iguais, mas as artérias são bem mais musculosas. Por isso, as veias têm diâmetro interno maior. As artérias, por sua vez, são mais musculosas porque sua pressão interna é maior, e, portanto, elas precisam ser resistentes para não "estourar".

Camada externa

Camada intermediária

Camada interna

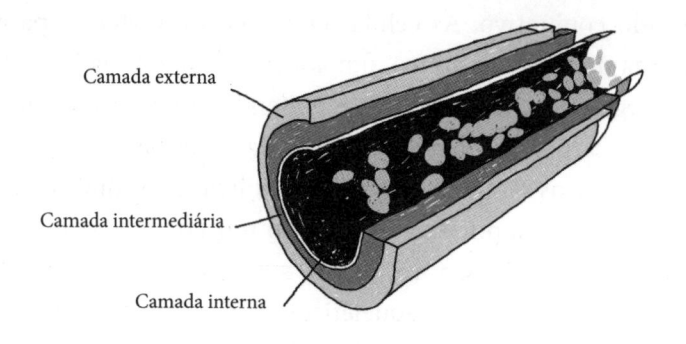

A constituição da parede do vaso sanguíneo.

Existem três tipos de artérias: as elásticas, as musculares e as arteríolas (ramificações arteriais de menor calibre). As elásticas ficam próximas do coração; uma das mais conhecidas é a maior e mais importante artéria do corpo, a aorta, que tem a espessura de uma mangueira de jardim. Quando o coração se contrai, ela se dilata para receber mais sangue e logo depois se contrai para manter a pressão interna. Essa função, conhecida como efeito de reservatório elástico, garante, basicamente, que a corrente sanguínea permaneça contínua na direção das áreas periféricas do corpo. Ao alterar seu tamanho por meio da contração e da dilatação da musculatura de suas paredes, essa artéria regula o volume de sangue que flui pelos músculos e órgãos.

Quando está perto do destino, a aorta se ramifica e forma arteríolas cada vez menores, até que a parede do vaso não é mais composta por três camadas, mas apenas uma, de células epiteliais capilares. A partir de então, elas passam a se chamar capilares. Toda parte do corpo que recebe um suprimento de sangue contém uma rede extensa e entremeada desses vasos minúsculos que, em alguns casos, são tão estreitos que as células sanguíneas só conseguem avançar em marcha lenta, em fila indiana.

Os capilares ligam o sistema arterial (de alta pressão) ao venoso (de baixa pressão). Como na parede deles há apenas uma camada celular, se comparando com outros vasos, o oxigênio consegue fluir com muito mais facilidade para os tecidos. O endotélio, por sua vez, é tão permeável que, quando há inflamação, até os leucócitos conseguem sair do vaso sanguíneo. Por fim, o sangue coleta o dióxido de carbono acumulado nas células e corre de vênulas (veias de pequena espessura) para veias cada vez maiores, até chegar de volta ao coração.

Com pequenas exceções, existe uma clara divisão de tarefas entre artérias e veias. Em geral, as artérias levam sangue rico em oxigênio do coração para o corpo, enquanto as veias levam de volta o sangue pobre em oxigênio. A exceção são as veias que transportam o sangue de um órgão para o outro, e não diretamente de volta para o coração. Esse é o caso, por exemplo, do sistema porta hepático. Graças a ele, o sangue é transportado do intestino para o fígado antes de seguir para o coração. Ele é bastante prático, porque muitas toxinas ingeridas com a alimentação podem ser destruídas no fígado antes de prejudicarem o resto do corpo.

Como vimos, a veia e a artéria pulmonares também são exceções. Assim como todas as outras artérias, a artéria pulmonar transporta o sangue que sai do coração. Este sangue não é rico em oxigênio – ainda será enriquecido no pulmão. Em seguida, ele flui pela veia pulmonar de volta para o átrio esquerdo, de onde é bombeado para o corpo todo pelo ventrículo esquerdo e da aorta, nossa principal artéria. É possível sentir essa propulsão: é a pulsação.

Na verdade, a pulsação é o resultado do movimento de dilatação e contração das artérias. Para senti-la, é preciso que elas corram o mais perto possível da superfície do corpo, o que não costuma acontecer – só é possível sentir a pulsação em determinados pontos do pé, da virilha, das axilas, da garganta e do antebraço. É estranho sentir o sangue percorrendo o corpo de forma tão nítida, não é? Mas essa é uma das poucas formas de nos conscientizarmos de tudo que o corpo realiza embaixo da pele.

A evolução foi inteligente ao fazer com que as artérias raramente corressem perto da superfície da pele, porque um ferimento arterial sangra bastante. Se alguém se cortasse picando cenouras faria uma sujeira danada, e o pior é que, se desse azar, poderia até morrer de hemorragia. Como as artérias estão localizadas bem ao fundo nos tecidos, para cortá-las é preciso muito mais do que um arranhão na pele.

Como não morremos sangrando com um corte no dedo, resta a seguinte pergunta: como o sangue volta da ponta do dedo ao coração? Afinal, ele precisa retornar aos pulmões para receber oxigênio. Ele corre por vênulas e veias na direção do coração. Antes de chegar ao átrio direito, reúne-se em dois grandes vasos, as veias cavas superior e inferior. A veia cava superior recebe o sangue da parte superior do corpo, dos braços e da cabeça, e a veia cava inferior, dos órgãos abdominais, das pernas e do tronco.

Mas como o sangue que sai das veias do tornozelo consegue escalar cerca de 130 centímetros até o coração? Isso só é possível porque nas veias existem válvulas que se abrem na direção da cabeça, mas não na direção oposta. Assim, como as valvas cardíacas, elas impedem o refluxo do sangue. Então, quando nos movimentamos, o tecido muscular ao redor dos vasos faz o resto do trabalho, exercendo pressão para enviar o sangue em direção ao coração. Esse movimento é apropriadamente conhecido como bomba muscular.

Conforme envelhecemos, mais e mais válvulas venosas vão dando problema. Quando uma para de funcionar, a pressão aumenta na válvula intacta imediatamente inferior, e esse trecho da veia se dilata. Os danos consequentes são as varizes, embora elas também possam surgir como resultado da flacidez do tecido conjuntivo. O mau funcionamento das válvulas também é a causa de outro problema vascular desagradável: as hemorroidas, doença em que as artérias e veias do reto dilatam e causam sangramento.

Mas as válvulas venosas e a bomba muscular não são os únicos fatores importantes para o retorno do sangue para o coração: a respiração também é essencial. Quando o sangue chega à caixa torácica, a musculatura respiratória ajuda a transportá-lo até o átrio direito. Isso porque, durante a respiração abdominal, a pressão no tórax diminui conforme o ar entra nos pulmões, e isso permite à veia cava inferior receber o sangue da região inferior do corpo com mais facilidade. Ao contrário, durante a expiração, a pressão nos vasos volta a aumentar e o sangue é literalmente comprimido para entrar no átrio direito.

Se todos esses sistemas funcionarem bem e todas as partes do corpo receberem sangue suficiente, não há nada com que se preocupar. As células são abastecidas e vivemos felizes. Mas se esse sistema também não fosse propenso a falhas seria bom demais para ser verdade. E o fato é que, assim como em uma autoestrada, pode haver tráfego pesado no sistema – e quando a coisa fica feia, até um congestionamento.

2

CONGESTÃO CARDÍACA

O infarto e como ele acontece

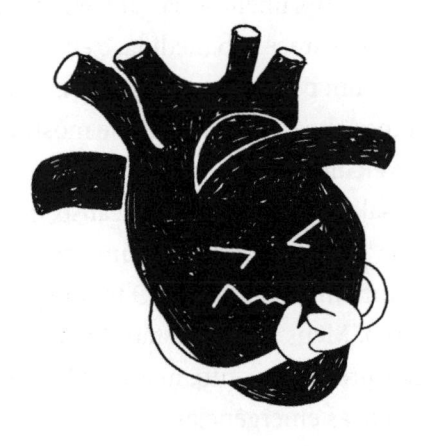

A primeira vez

Mais de um ano já havia se passado desde meu primeiro dia na emergência. Tenho 16 anos agora. Depois de completar a parte teórica do treinamento de paramédico durante os fins de semana, estou pronto para participar de uma experiência de três semanas de trabalho e começar meu treinamento prático em uma ambulância de verdade. Estava caminhando rumo ao hospital, para iniciar meu primeiro turno.

Depois de breves cumprimentos na garagem das ambulâncias, recebo meu uniforme. Parece sob medida, e eu o visto com orgulho. Recebo também um pager, que vai me avisar sobre os chamados por meio de bipes altos. Por fim, eles me mostram os diversos equipamentos do veículo.

Vamos para a sala de convívio e descanso. Encontro sofás, uma televisão, uma pequena cozinha e uma estante, onde pego um material de leitura imediatamente. O tempo passa, mas o pager não solta um pio. Meus colegas estão sentados, bem calmos, com seus aparelhos presos no cinto, mas eu não paro de checar a bateria do meu. Cadê as emergências?

Não é normal que nada aconteça em um turno de 12 horas. Mais duas horas e teremos passado por um turno completamente nulo.

Frustrado, desço as escadas e abro a porta lateral da ambulância. Checo outra vez o conteúdo de todas as gavetas e tento memorizar o sistema de organização das mochilas de primeiros socorros.

E então, quando ninguém mais acreditava, acontece. Meu cinto vibra e emite um sinal persistente. Uma ocorrência! Meus colegas descem a escada às pressas e em questão de segundos estamos a toda a velocidade na rua, com as luzes piscando e a sirene ligada. As únicas informações que temos são um nome, um endereço e a indicação de que o paciente está com dificuldade para respirar.

Stefan, Sina e eu paramos à porta de uma casa. Eu pego a mochila de primeiros socorros e o cilindro de oxigênio móvel, e meu colega Stefan carrega o eletrocardiógrafo (dispositivo que registra a ação cardíaca elétrica na forma de um eletrocardiograma).[3] Seguimos apressados até a porta da casa. Toco a campainha e uma luz se acende.

– Já vou – ouvimos a voz de uma idosa vinda lá de dentro.

Por trás da porta de vidro surge uma silhueta. Ela anda curvada e bem devagar.

– Esperem um pouco – diz ela, através do vidro fosco.

Esperamos. Estou elétrico, mas fico impressionado com a calma emanada pela mulher do outro lado do vidro.

Finalmente ouvimos o som da fechadura se abrindo, e uma senhora com uma cabeleira branca como a neve abre a porta. Ela sorri.

– Entrem – pede, afável, abrindo caminho.

– A senhora chamou uma ambulância? – pergunta Sina.

– Chamei. Meu marido está na sala. Está com falta de ar de novo. Ela suspira.

Curvado de tanto peso que carrego, sigo meus colegas às pressas através de um corredor escuro que dá para uma sala de estar apenas um pouco mais iluminada. As persianas estão parcialmente abaixadas, e a tela da TV é a única fonte de luz direta. No sofá, vejo um homem de cerca de 75 anos sentado, o rosto vermelho. Ele claramente estava com dificuldade para respirar.

Enquanto acendo a luz, Stefan nos apresenta e imediatamente volta sua atenção para o paciente:

---

[3] Veja "Se você vê a torre da igreja, está perto do cemitério", na página 133.

– O senhor nos chamou porque está com falta de ar? Há quanto tempo está assim?

– Eu – começa ele, ofegante, se esforçando para responder –, eu fui me levantar do sofá e... – Pausa para respirar. – E de repente parecia que eu estava sendo estrangulado.

Nos fundos da sala, eu preparo o oxigênio. Tenho duas possibilidades para administrar o gás salvador: por máscara, sobre a boca e o nariz, ou por uma cânula nasal, um tubo de plástico que sai do cilindro de oxigênio e se divide em dois na outra ponta. Dali o oxigênio flui para dentro do paciente, mais precisamente para as narinas. O volume de gás liberado pode ser ajustado no próprio cilindro.

Eu me esforço para lembrar o que aprendi no treinamento. O máximo de oxigênio a ser administrado pela cânula é 6 litros por minuto. Do contrário, a mucosa nasal pode ressecar. O paciente já tem problemas suficientes, e a cânula deve facilitar a respiração, não dificultá-la ainda mais.

Eu também poderia aplicar a máscara, mas, nesse caso, o *mínimo* são 6 litros, do contrário o paciente não receberia oxigênio suficiente. Fico inseguro. Com a cânula, talvez ele não tenha oxigênio bastante, mas a máscara pode causar desconforto. Reflito e decido que o paciente simplesmente vai ter que aguentar o incômodo da máscara.

Stefan começa o tratamento fazendo algumas perguntas sobre o histórico médico do paciente, conhecido como anamnese:

– O senhor está sentindo alguma dor? Onde?

– Aqui – responde o homem, arfando e apontando para o lado esquerdo do peito.

– O senhor tem alguma alergia?

– Não!

– O senhor toma medicamentos regularmente ou tomou algum hoje?

– Não!
– O senhor tem outras doenças?
– Tenho, diabetes.
– Tipo 2?
– É. – Ele tosse. – Tipo 2.
– Toma insulina? – pergunta meu colega.
– Bem, tomo... mas só uma injeçãozinha antes de cada refeição.

A-há! Fui alertado sobre isso no treinamento, e acontece já na minha primeira emergência. É muito normal que, ao serem questionados sobre o uso de medicamentos, os pacientes afirmem com toda a convicção que não tomam nenhum. Até hoje não consigo explicar direito por quê. É como se o hábito de tomar remédios fosse um ritual, como escovar os dentes pela manhã. Eles veem um comprimido, ou até o conteúdo de uma seringa, como o açúcar que vai no café ou no chá. Não é uma confusão intencional, mas, num caso de emergência, isso pode ser extremamente perigoso.

Stefan continua a anamnese:

– O senhor já teve problemas respiratórios ou outras doenças além de um resfriado ou do diabetes?

– Não, só diabetes! – responde o paciente, decidido.

Mas é então que sua mulher entra na conversa. Ao ouvir a resposta do marido ainda no corredor, ela grita:

– Fale da angina! Angiiina!

Um pouco irritado, o velho revira os olhos, então conta que há dois anos foi diagnosticado com *angina pectoris* (ou angina de peito: um distúrbio temporário da circulação cardíaca frequentemente causado por estreitamento das artérias coronárias), mas que não toma mais o medicamento para isso. Informa que de vez em quando sente dificuldade para respirar, mas que a sensação era sempre passageira e nunca foi tão aguda como desta vez.

Enquanto Sina coloca a braçadeira do esfigmomanômetro para medir a pressão do idoso, ele literalmente arranca da minha mão a máscara de oxigênio que ofereço e a encaixa sobre a boca e o nariz. Primeiro, decido liberar 8 litros por minuto. Com um oxímetro de pulso no dedo do paciente, verifico o nível de saturação de oxigênio no sangue. Parece normal. Mas a pressão arterial e a frequência cardíaca estão altas. Pode ser por estresse, mas também pode ter uma causa bem mais grave. Dor no peito, dificuldade para respirar e histórico de problemas cardíacos: neste momento, todos os alarmes estão soando.

Meu colega usa o eletrocardiógrafo, ou aparelho de ECG, enquanto eu preparo a solução para infusão. E os primeiros traçados confirmam nossas suspeitas: infarto do miocárdio!

Menos de dois minutos se passaram desde a nossa chegada e o estado do paciente piora a olhos vistos. Ele respira cada vez mais pesado e, mesmo depois de eu abrir o cilindro todo, o nível de saturação de oxigênio no sangue não para de cair. Meus colegas fazem de tudo para ajudar o paciente, enquanto eu fico ali, no meio da cena, me sentindo impotente. Sigo as instruções dos colegas: preparo a agulha e o antisséptico para um cateter intravenoso. Quando Stefan se prepara para inserir a cânula, o homem me encara amedrontado, os lábios azulados, a pele pálida. Sua pressão arterial cai, o traçado do ECG fica cada vez mais rabiscado, o ambiente cada vez mais sombrio.

Meu colega tenta acalmá-lo, mas o homem me encara. Seus olhos gritam: "Me ajude!"

De repente, o senhor tomba para o lado e desmaia. Antes de escorregar da poltrona, Stefan o agarra e o deita com cuidado no tapete.

Checagem rápida: respiração: sim; consciência: não. Colocar o paciente na posição para reanimação e preparar-se para desobstruir as vias aéreas por aspiração, caso necessário; ajo de acordo com o que me lembro de ler nos livros. Tiro a bomba de aspiração da mochila e conecto o cateter de aspiração. Um teste rápido, e tudo pronto. Se o homem vomitar, posso aspirar o vômito com o aparelho e desobstruir a cavidade oral e a faringe.

A esposa está na cadeira ao lado da porta, imóvel. Ouvimos o som de uma sirene vindo lá de fora: o médico emergencista foi acionado e chegou. Sina pede à senhora que abra a porta. Quando a idosa sai da sala, acontece: um apito agudo e o traçado do ECG "enlouquece". Fibrilação ventricular! Uma condição na qual a musculatura dos ventrículos se dilata e se contrai tão rápida e descoordenadamente que o coração para de bombear sangue.

De imediato, Stefan começa a fazer reanimação cardiorrespiratória, Sina prepara o desfibrilador e eu tiro o equipamento de intubação da mochila. O médico emergencista entra na sala. Às pressas, meu colega relata a situação. Começamos: o homem é desfibrilado, ou seja, tentamos obrigar o coração a voltar ao seu ritmo normal com fortes choques elétricos. Ao mesmo tempo, inserimos um tubo na traqueia e começamos a ventilá-lo artificialmente, além de administrar vários medicamentos. Tentamos mantê-lo vivo por mais de três horas, mas em vão. Minha primeira ocorrência na emergência terminou em tragédia.

Quando voltamos para a garagem das ambulâncias, a equipe noturna aguarda para nos render. Meus colegas entregam o veículo, e eu, arrasado, pego o caminho de casa. Eu me pergunto se cometi algum erro, se poderíamos ter feito algo mais. Este é o trabalho certo para mim? Vou aguentar ver pessoas morrendo na minha frente?

Chego em casa e, pela enésima vez, estudo todos os textos sobre infarto do miocárdio da minha coleção de livros, procurando descobrir onde posso ter errado. Essa sensação de insegurança é novidade para mim. Só depois de um tempo é que fica claro: não cometemos erro algum. Por bem ou por mal, preciso aprender a lidar com o fato de que nem um socorrista bem treinado consegue salvar todo mundo.

Sincronia

O coração humano saudável tem mais ou menos o tamanho de um punho. Dependendo do tamanho do corpo e do condicionamento físico, pesa, em um adulto, entre 230 e 280 gramas. Em grande parte, é composto de células de músculo cardíaco – os cardiomiócitos. Existem dois tipos de células cardíacas e, assim como acontece com os funcionários de um hospital, há uma hierarquia estrita entre eles.

O primeiro grupo é o das células do coração, responsáveis pelos batimentos cardíacos, que ocorrem quando elas se dilatam e se contraem. Elas estão em maior número, mas não escapam do controle contínuo de outro tipo de célula: a do sistema de condução elétrica do coração (células marca-passo). Assim como um voga, que dita o ritmo da equipe de remo, elas geram e enviam um impulso elétrico para os miócitos, que fazem o coração se contrair. Funcionam como uma só, juntas, e ditam o ritmo cardíaco.

Os dois tipos de célula não se diferenciam apenas na função, mas também na forma. As células marca-passo são maiores e mais claras. Com uma regularidade impressionante, garantem que o coração se contraia 60 a 80 vezes por minuto em descanso. Claro, desde que estejam saudáveis e funcionem bem.

Ao contrário de outros órgãos, o coração tem capacidade regenerativa extremamente limitada. Em comparação com o fígado, que regenera suas células com uma rapidez notável, e o pulmão, que se reconstitui mais devagar, o coração é praticamente o lanterninha do campeonato de regeneração do corpo. No decorrer de uma vida inteira, menos da metade de suas células são substituídas.

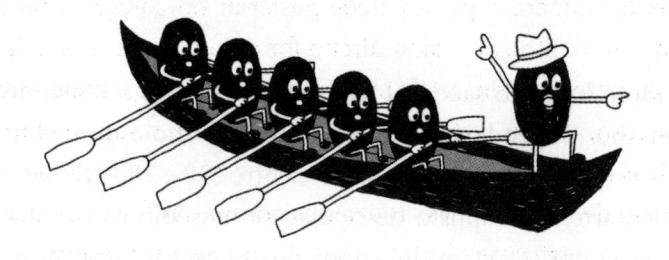

Apesar disso, o coração conta com um número suficiente de cardiomiócitos. Só o ventrículo esquerdo tem cerca de 6 bilhões dessas células. Se você quisesse olhar todas no microscópio, uma de cada vez, por meio segundo, precisaria de quase 200 anos – sem dormir, comer ou fazer uma pausa sequer. Uau! Quantas células! Naturalmente, isso nos faz perguntar: de onde o coração tira tanta energia para bombear entre 5 e 6 litros de sangue por minuto, mesmo em repouso? A resposta é simples: o coração é autossuficiente.

Pouco depois de deixar o ventrículo esquerdo e entrar no sistema circulatório, o sangue pode tomar três caminhos. A maior parte segue pela aorta e vai para os órgãos internos, os braços e as pernas. Nesse caso, passa direto por duas saídas logo depois das valvas aórticas: as que levam às artérias coronárias direita e esquerda, que se dividem em ramificações muito menores e fornecem nutrientes ao próprio tecido cardíaco.

À primeira vista, a impressão é de que o trajeto dessas ramificações é muito semelhante em todas as pessoas, mas uma análise cuidadosa mostra que seus detalhes são, na verdade, muito diferentes. É como as árvores frondosas. De longe, todas parecem quase idênticas: tronco no meio, galhos projetados, folhas para todo lado. Somente com um olhar mais cuidadoso notamos as particularidades, como os tipos de ramificação, o formato e a cor de folhas e flores.

Em um coração com dominância esquerda, a artéria coronária esquerda também supre a parede posterior do coração com oxigênio e nutrientes. Se o lado direito for o dominante, a artéria direita cumpre essa função. O mais normal, porém, é o meio-termo. Nesse caso, as duas artérias coronárias garantem o suprimento em medidas iguais (codominância).

Além de ramificações, as artérias coronárias formam anastomoses – conexões que ligam os vasos para garantir o suprimento sanguíneo constante e uniforme da musculatura cardíaca. Infelizmente, porém, quando um dos vasos é bloqueado, as anastomoses quase nunca bastam para formar um sistema circulatório alternativo, o que possibilitaria suprir o tecido do músculo cardíaco com oxigênio por um caminho opcional. Esse entupimento é o que chamamos de infarto.

O que acontece exatamente nesse caso? Uma artéria coronária, ou uma de suas ramificações, é ocluída, geralmente em consequência de um trombo ou um depósito de gordura ou de plaquetas na parede (aterosclerose).[4] Surge, então, um "entupimento da tubulação" de consequências graves. Com isso, a musculatura cardíaca e o sistema de condução elétrica deixam de receber um suprimento de sangue suficiente, o que faz com que o tecido cardíaco começe a morrer.

Dependendo da localização e do tamanho da área de suprimento da artéria entupida, as consequências podem ser variadas. No caso mais grave, o coração para de bater imediatamente. Se um dos remadores para, o barco começa a girar ou para de vez. Se o voga para de ditar o ritmo, os remadores continuam trabalhando de maneira frenética, mas fora de sincronia, por isso o barco não sai do lugar. Às vezes, porém, a falta de suprimento causa apenas pequenas irregularidades no ritmo cardía-

---

[4] Veja "Apertou", na página 71.

co. Nesses casos, é comum que infartos leves nem sequer sejam sentidos.

Geralmente, uma obstrução arterial que reduz a irrigação da musculatura cardíaca direita provoca ingurgitação das veias do pescoço, porque o sangue que flui para o coração pelas veias do pescoço não pode mais ser bombeado com rapidez suficiente pelo lado direito do coração para o sistema circulatório pulmonar. Isso causa "congestionamento" na veia jugular.

Por outro lado, a redução do suprimento de sangue do lado esquerdo do coração costuma provocar acúmulo de líquido no pulmão, conhecido como edema pulmonar. A causa também é um "congestionamento", mas dessa vez o sangue bloqueado nas veias pulmonares retorna pela veia pulmonar até o tecido do pulmão. Isso aumenta a pressão na área, fazendo com que o líquido dos capilares dos alvéolos pulmonares seja "despejado" nas cavidades que normalmente contêm apenas ar. É tão perceptível que dá para ouvir o som borbulhante nos pulmões sem estetoscópio. Em casos mais graves, o pulmão fica tão cheio de líquido que é preciso tossir com toda a força para se livrar dele. Isso é bem nojento, não só para o paciente mas também para a equipe de saúde.

Nessa situação, enquanto nenhum médico chega ao local, o socorrista fica de mãos atadas. Não pode fazer nada além do que faria uma pessoa com pouca experiência em primeiros-socorros. É claro que ele pode administrar oxigênio, mas qualquer um também pode abrir a janela para facilitar a respiração. Se a obstrução for grave a ponto de provocar uma parada cardíaca, é preciso tomar medidas de reanimação imediata (seja você médico ou não). Para isso, seria bom se lembrar do que você aprendeu no cursinho de primeiros-socorros. Mas até uma reanimação não muito correta é muito melhor que não fazer reanimação.[5]

---

[5] Veja "Música para reanimar o coração", na página 142.

Além disso, há uma coisa muito importante que não tem nada a ver com conhecimento médico, dispositivos e choques elétricos: o cuidado com o paciente. Confortar o paciente que está sofrendo um infarto é fundamental, pois quase sempre ele está com muito medo. Quanto mais apavorada estiver a pessoa, mais estressada fica e, consequentemente, mais rápido seu coração, já fraco, bate. E isso pode fazer com que ele pare. Portanto, é fundamental acalmar o paciente o máximo possível durante o tempo de espera até a chegada de um profissional.

Quando o paciente percebe que está sendo cuidado com carinho, automaticamente se sente melhor. Por outro lado, se todos ao seu redor estiverem correndo e tensos, ele ficará cada vez mais ansioso. Mas, se o cuidador for compreensivo com as necessidades do paciente, já ajuda bastante. Se ele estiver com frio, cubra-o com um cobertor; se sentir falta de ar, abra as janelas; e, se ele estiver muito pálido, não comente. Já está provado que essas simples medidas podem aumentar as chances de sobrevivência, mesmo em casos aparentemente perdidos.

Isso também vale, óbvio, para alguém que esteja sofrendo um derrame. Essa palavra vai aparecer algumas vezes, por isso vou explicá-la rapidamente aqui. O derrame[6] é quase igual ao infarto – a diferença é que acontece em outro órgão. O cérebro é entremeado por vasos que o irrigam com sangue. Esse suprimento é essencial, porque nossa massa cinzenta é composta de células nervosas que só conseguem trabalhar quando o sangue lhes fornece oxigênio suficiente. Se um vaso for ocluído ou se romper no cérebro, parte dele deixa de receber sangue e morre – a não ser que a obstrução seja eliminada imediatamente. Por ser análogo ao infarto cardíaco, também o chamamos de infarto cerebral.

---

[6] O derrame tem diversos sinônimos: infarto cerebral, apoplexia, acidente vascular cerebral ou encefálico.

Dependendo de qual vaso e qual região cerebral foram afetados, o acidente vascular cerebral (AVC) pode ter efeitos bem diferentes. Pequenas obstruções quase nunca são notadas, mas, se a área responsável pela fala estiver mal suprida, o paciente passará a falar de forma ininteligível e inarticulada; às vezes, dirá coisas totalmente confusas ou nem mesmo falará. Quando o AVC acontece, o tempo é crucial. Depois de algumas horas, os danos são irreparáveis e permanentes, porque, assim como o coração, o cérebro tem baixa capacidade regenerativa.

É claro que o melhor é nunca ter infarto algum – cardíaco ou cerebral. Por mais que os cuidados e os tratamentos tenham se desenvolvido ao longo do tempo, ambos são sempre desconfortáveis e perigosos. E, na verdade, é possível reduzir o risco de infarto do miocárdio, exceto quando se trata de fatores sobre os quais não temos influência, como predisposição genética e sexo. Os homens têm muito mais chances de sofrer infartos do que as mulheres. O risco da mulher só aumenta depois da menopausa, devido à mudança de seu equilíbrio hormonal. Mas existem outros fatores que podem ser influenciados por nossos hábitos e que aumentam bastante o risco de infarto. Se evitarmos esses riscos, o perigo diminui.

3

ROLETA-RUSSA COM O CORAÇÃO

A ligação entre o cigarro, o álcool e a saúde do coração

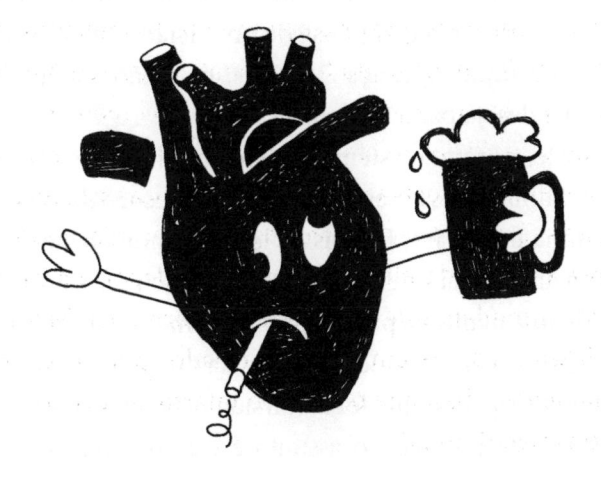

Uma estrada de alcatrão até o coração

Por que gastamos tanto com algo que nos deixa fedendo, com os dentes amarelados e nos mata de forma prematura e horrível? Por que fumamos, mesmo sabendo que esse hábito põe o sistema cardiovascular sob forte estresse?

A culpa é toda da dopamina, o hormônio do prazer e da recompensa que atua no cérebro. Para nós, é como se cada cigarro fosse uma recompensa maravilhosa. O viciado em tabaco tem a mesma sensação de recompensa de um viciado em heroína. Talvez essa seja uma explicação simples, mas não ajuda em nada alguém que deseja parar de fumar.

Por sorte, porém, existem anúncios públicos com chamadas do tipo: "Fumar causa o envelhecimento precoce da pele." Foi aí que a minha ficha caiu! Depois de ler esse anúncio aterrorizante pela primeira vez, eu me senti péssimo, e o cigarro seguinte não proporcionou nenhum prazer. Mas isso me ajudou? Claro que não, porque o viciado aumenta a dose da droga para forçar a sensação de recompensa, que foi arruinada pela má notícia.

Confesso que, quando o assunto é cigarro, sou um péssimo exemplo. Nas aulas de anatomia, vi pulmões de fumantes tão pretos quanto asfalto e, trabalhando na emergência, vi pacientes vegetando na cadeira de rodas ou acamados por causa de doenças pulmonares crônicas e graves, resultado do tabagismo. Mas nada disso me desencorajou de fumar meu cigarro vez ou outra, enquanto tomo uma cerveja. Além de tudo, o fumo é um dos poucos hábitos que não nos proporcionam nenhum benefício, apenas uma morte cara mas socialmente aceitável. O fumante brinca de roleta-russa, com uma única diferença: a arma está sempre apontada para sua cabeça: o cigarro contém mais de 4 mil substâncias tóxicas, e o pulmão está longe de ser o único órgão afetado pelo tabagismo.

Mas o que acontece exatamente quando fumamos, e como esse hábito pode ser tão danoso para o corpo? Câncer! Esta é a primeira palavra que surge na cabeça do fumante. De todas as substâncias inaladas quando fumamos, sabemos que pelo menos 40 são cancerígenas. O maior risco é o câncer de pulmão – no jargão médico, chamado polidamente de carcinoma broncogênico. Ele surge quando algumas células nos brônquios sofrem uma mutação e não conseguem mais cumprir suas tarefas. Para compensar a perda de capacidade, as células atingidas começam a se multiplicar para retomar a produtividade. Elas se dividem de maneira incessante, criando um tumor que acaba comprometendo a função pulmonar. E, se essas células entram na corrente sanguínea e vão parar em outros órgãos – ou seja, quando dizemos que o tumor se espalhou (a metástase) –, todo o corpo sofre as consequências até morrer. Mesmo sabendo disso, como podemos ser tão idiotas e continuar fumando?

A culpa é da nicotina. Em pequenas doses, ela causa uma liberação moderada de adrenalina, o conhecido hormônio do estresse, que nos deixa em estado de alerta, suprime a sensação de fome e aumenta a atenção. Mas que ótimo medicamento natural! O problema é que seu principal efeito colateral é a liberação da dopamina – o hormônio responsável pela sensação de prazer e recompensa – no cérebro. Além disso, a adrenalina faz o coração bater mais depressa e aumenta a pressão arterial.

Quando eu tinha 18 anos, realizei um autoexperimento para observar como o cigarro contrai os vasos sanguíneos. Um amigo meu tinha uma câmera termográfica (que detecta o calor). Pedi a câmera emprestada e gravei imagens da minha mão enquanto fumava. Antes de acender o cigarro, a temperatura superficial da pele era 32°C. Logo depois da primeira tragada, caiu para 30°C. Quando acabei de fumar, a temperatura da minha mão estava entre 28°C e 29°C.

A nicotina e o tabaco não são apenas substâncias viciantes com malefícios de longo prazo: alguns de seus efeitos surgem em curtíssimo prazo. A contração dos vasos sanguíneos pode ser algo muito sério: se o fumante já tiver estreitamento em uma artéria coronária, um único cigarro pode ser responsável pela oclusão completa do vaso, causando um infarto grave.

Além da nicotina, o cigarro contém alcatrão e monóxido de carbono – este último, um gás inodoro e incolor que se liga de modo irreversível aos eritrócitos, limitando em muito sua capacidade de absorver oxigênio. Isso acontece porque os eritrócitos absorvem o monóxido de carbono com muito mais facilidade do que o oxigênio. Nos casos mais graves de intoxicação por monóxido de carbono, o gás elimina o oxigênio dos eritrócitos a tal ponto que a falta de oxigênio resultante causa risco à vida.

Quem é fumante sabe que o muco de sua tosse é escuro. Essa cor vem do alcatrão, que se prende aos cílios do pulmão, cuja tarefa é levar o muco e pequenos corpos estranhos aspirados, como poeira, por meio de um movimento ondulante contínuo (parecem um milharal oscilando ao vento), na direção da garganta e do nariz, para serem expelidos. Um único cigarro paralisa esses cílios por vários minutos. Por isso, quando se fuma demais e durante todo o dia, muito material se acumula no pulmão, tornando o sistema respiratório mais suscetível a infecções e outras doenças.

A nicotina e a fumaça de tabaco também elevam a pressão arterial, reduzem a concentração de HDL-colesterol (o colesterol "bom") e aumentam a de LDL-colesterol ("ruim").[7] Além disso, essas substâncias deixam o sangue mais viscoso e danificam a parede interna dos vasos sanguíneos. É uma das principais causas do surgimento da arteriosclerose, que tem consequências terrí-

---

[7] Veja "O tal do colesterol", na página 101.

veis para o sistema cardiovascular. Não surpreende que, a cada ano, entre 110 mil e 140 mil pessoas morrem na Alemanha por causa do tabagismo. No Brasil, segundo o INCA, o número chega a 200 mil.

Para piorar, se além de fumar existem outros fatores de risco de infarto, como hipertensão arterial, sedentarismo e colesterol elevado (sobretudo se todos os funcionários da lanchonete perto da sua casa sabem seu nome), o perigo de doenças cardiovasculares é enorme.

O tabagismo é também uma das principais causas da doença arterial obstrutiva periférica. Os vasos sanguíneos das pernas são tão prejudicados pelas placas de gordura, proteínas, cálcio e células inflamadas que o paciente tem dificuldade para caminhar até mesmo por distâncias curtas, precisando fazer uma pausa a cada poucos metros. Como andam e param a todo momento, parece que estão passeando e olhando vitrines, motivo pelo qual, em muitos países, a doença arterial obstrutiva periférica também é chamada de "doença das vitrines". No pior dos casos, o tecido mal irrigado pode até morrer e precisar ser amputado.

O tabagismo também enfraquece o sistema imunológico. Do ponto de vista estatístico, os homens fumam mais e são acometidos por doenças vasculares com mais frequência, mas o fumo não deixa de ser perigoso para as mulheres, sobretudo as que tomam pílula anticoncepcional. Os anticoncepcionais orais também aumentam o risco de obstrução vascular – trombose. Se a mulher fuma enquanto toma pílula, reúne dois fatores negativos e aumenta em muito o risco de consequências clínicas.

Tudo isso significa que, quando o assunto é cigarro, só existe uma decisão sensata: parar o mais rápido possível! Mesmo quem fuma há muito tempo faz bem em parar, pois diversos estudos comprovam que o organismo de um ex-tabagista se regenera devagar, mas continuamente.

As primeiras mudanças positivas surgem apenas 20 minutos depois do último trago. É o tempo que basta para a pressão arterial retornar ao nível em que estava antes do cigarro. A circulação sanguínea melhora e a temperatura do corpo se normaliza. Depois de meio dia sem fumar, o nível de monóxido de carbono no organismo alcança níveis seguros. Com isso, os eritrócitos voltam a transportar oxigênio puro para as células. Depois de um dia sem cigarro, o coração começa a sentir os benefícios. O risco de infarto cai consideravelmente.

Dois dias depois de parar de fumar, o olfato melhora e passamos a perceber mais odores. Além disso, o paladar se regenera, o que aumenta bastante a qualidade de vida. O sabor daquele prato bem-feito e bem temperado volta a nos deixar em êxtase.

Depois de duas semanas, o desempenho dos pulmões será um terço melhor, e depois de um mês os cílios pulmonares estarão trabalhando como se o indivíduo nunca tivesse fumado, e ele tossirá muito menos para tirar muco e poeira dos pulmões. Resultado: a cada respiração, ele absorve mais ar.

Seis meses depois do último cigarro, o risco de infarto cai pela metade. Mais seis meses, ou seja, um ano após o último cigarro, o perigo de morrer em consequência do tabagismo é apenas metade do que era logo após o último cigarro. A essa altura, o pior já passou, embora o perigo de uma recaída permaneça por anos.

Falo por experiência própria. Quando estava no último ano do ensino médio e na época em que completei meu treinamento como paramédico, eu já não fumava mais. Mas, quando fui para a faculdade, em Viena, um único trago me levou de volta ao ponto em que eu estava logo depois de parar de fumar. Para nosso azar, temos uma ótima memória para os vícios. Mesmo depois de anos, o corpo se lembra da sensação maravilhosa provocada pelo prazer do vício. Por outro lado, ele se esquece rápido das consequências negativas. O fato é que o cérebro apenas anseia pela dopamina.

Por sorte, as pessoas também são capazes de dominar suas compulsões. Para quem consegue parar de fumar de vez, o risco de infarto após 15 anos sem cigarro torna-se igual ao de um não fumante. Para quem quer parar de fumar, essa é uma notícia que de fato vale a pena ter em mente.

Além disso, não é necessário ter medo dos sintomas de abstinência depois de parar de fumar. É verdade: no início você sente dificuldade para se concentrar e parece mais irritável. Não raro, também, transpira excessivamente e tem ataques de enjoo, mas, por incrível que pareça, esses são bons sinais. Mostram que o corpo já está mudando e se adaptando às novas condições.

Um coquetel para o coração

Eu adoro sair para beber com os amigos. O problema é que geralmente não paramos na primeira cerveja. Mas o que quase nunca comentamos – acho até que evitamos comentar – é o que acontece quando se bebe e fuma ao mesmo tempo. Essa combinação tão conhecida, o cigarro e a bebida, causa muito mais danos ao corpo do que o cigarro sozinho.

Todo mundo conhece aquela pessoa que adora tomar um porre intencionalmente, bebendo bastante em um curto período. Pesquisadores de Chicago, porém, confirmaram, por meio de um estudo com universitários, que os voluntários que bebiam muito não se beneficiavam dos efeitos tão mencionados do álcool no sistema circulatório – muito pelo contrário.

O estudo recrutou homens entre 18 e 25 anos – alguns deles quase nunca ingeriam bebida alcoólica, ao passo que outros bebiam com regularidade. Então, ao longo de duas horas, deram a cada voluntário de quatro a cinco drinques, cada uma com exatos 13 gramas de etanol, o que corresponde mais ou menos ao teor de etanol em uma garrafa de cerveja de 300 mililitros. Por fim, os pesquisadores mediram o diâmetro das artérias do braço dos participantes.

Verificou-se que as artérias dos abstêmios dilataram com e sem estímulo medicamentoso. Por outro lado, a dilatação arterial nos "beberrões", que informaram embriaguez seis vezes por mês nos últimos anos, foi bastante pior.

Sempre surge na mídia a notícia de que beber uma ou duas taças de vinho à noite faz bem para a saúde, sobretudo para o coração e os vasos sanguíneos. Mas concluir que ingerir bebidas alcoólicas seria uma medida profilática é um erro fatal. O álcool não é um remédio caseiro, mas uma substância viciante que aumenta o risco de doenças da musculatura cardíaca, arritmia e danos a órgãos.[8] Além de tudo, o fígado é muito prejudicado pelo consumo exagerado de bebidas alcoólicas, e isso, por sua vez, pode provocar efeitos danosos diretamente no sistema vascular. Vários estudos comprovam que cerca de 40% dos danos ao músculo cardíaco surgem graças ao álcool. Assim como no infarto, o tecido cardíaco morre, facilitando o surgimento de doenças cardíacas potencialmente fatais. Além disso, os alcoólatras têm um sistema imunológico enfraquecido. Seu exército de células de defesa não trabalha mais tão bem quanto antes do vício. Por isso, o risco de infeções que podem atingir o coração aumenta.

A verdade, porém, é que o corpo todo sofre com o consumo excessivo de bebidas alcoólicas. Ele danifica o cérebro, causando sua atrofia, mas, no caso dos homens, a situação pode ser mais grave: os testículos igualmente podem se atrofiar. O sistema digestivo também sofre com o excesso de bebida, algo que até uma pessoa desacostumada a beber percebe quando vai ao banheiro na manhã seguinte a uma festa em que bebeu demais. Seja número 1 ou número 2 – em geral, a substância que sai é desagradável e rala. Muitos alcoólatras inveterados praticamente param de comer, pois o organismo não consegue mais tolerar alimentos sólidos. Uma alimentação saudável para o coração precisa de mais que lúpulo, malte, trigo e cevada.

Apesar de tudo, uma pessoa saudável, sem condições preexistentes, não está cometendo nenhum crime contra a própria saúde ao beber uma taça de vinho durante a refeição, e um corpo saudável aguenta facilmente uma cerveja saboreada em uma roda de amigos.

---

[8] Veja "Coração festeiro em perigo", na página 122.

Lendo a borra de café

Estamos na ambulância, com a sirene ligada. Depois de perdermos minutos graças a alguém que estava na nossa frente estacionando com precisão milimétrica, enfim podemos acelerar. Um pequeno monitor sobre o console nos revela o endereço e os primeiros dados do paciente. Homem, 55 anos. Suspeita: hemorragia gastrointestinal e vômito. No serviço de emergência você sempre lida com sangue: você colhe amostras de sangue do paciente; sangue que não chega a seu destino no corpo e causa infarto; sangue que, assim como no acidente vascular cerebral, está dentro do paciente, mas não onde deveria.

Na maioria dos casos, porém, é o sangue que está saindo do paciente – às vezes, de maneira lenta, escorrendo; outras vezes, rápido; e não raro em um jato grosso (até porque alguns vasos são mais grossos do que o tubo de uma caneta esferográfica e, se forem cortados, o sangue pode jorrar a metros de distância. Se for vermelho-escuro, pode vir de um ferimento arterial; se for ainda mais escuro, até azulado, geralmente vem de uma veia.

No caso de ferimentos em que há perda de um membro, a origem do sangramento é óbvia, e para localizá-la não é preciso estudar medicina. Mas existem hemorragias cuja fonte não é tão fácil de se detectar. É o caso, por exemplo, dos ferimentos no trato gastrointestinal, também conhecido como sangramento gastrointestinal ou hemorragia digestiva, como chamam os médicos. Eles podem ser muito perigosos.

Chegamos a um conjunto habitacional e logo encontramos o endereço. Estacionamos. Eu desço, abro a porta lateral da ambulância, onde estão as mochilas de emergência que colocamos nos ombros. Totalmente equipados, subimos as escadas. Calço as luvas como medida de segurança e meu colega Thomas faz o mesmo. Quando chegamos ao andar, já meio sem fôlego, encontramos uma mulher à porta do apartamento.

— Bom dia. Meu nome é Johannes von Borstel, e este é meu colega...

— Meu marido está no banheiro — interrompe-me a mulher. — Está vomitando sangue!

Como era de esperar, ela parece agitada.

— Eu estou vomitando sangue aos jorros! — ressoa uma voz masculina grave vinda de dentro do apartamento.

Seguimos a mulher até o banheiro, onde o homem está ajoelhado diante da banheira, apoiado nos braços e olhando para baixo, pálido. Nas laterais da banheira há rastros de sangue espalhado. Nos aproximamos do homem e começamos a realizar o procedimento padrão, conhecido pelo acrônimo **SAMPLE**: quais são os **S**inais e **S**intomas do paciente? Ele tem alguma **A**lergia? Está tomando **M**edicamentos? Existe alguma doença **P**révia relevante para o incidente atual (ou a situação do momento já aconteceu antes)? Aconteceu alguma coisa? Quando foi a última vez que ele ingeriu **L**íquidos ou alimentos? Houve algum **E**vento que tenha precipitado o quadro? O "esquema SAMPLE" ajuda o socorrista a ter uma boa ideia geral do quadro do paciente em um curto espaço de tempo.

Enquanto fazemos as perguntas, Thomas prepara uma infusão e eu verifico a pressão arterial e a pulsação para obter um panorama do estado do paciente. O questionário não revela nenhuma anormalidade adicional, mas o paciente nos informa que teve uma úlcera gástrica cinco anos antes, atualmente curada. Apesar da palidez e da pressão baixa, ele parece coerente e alerta. De tempos em tempos, não consegue segurar a ânsia de vômito. Porém o que me deixa surpreso é que, tirando o sangue, não há mais nada para se ver na banheira.

— Onde você estava quando começou a vomitar? — pergunto.

— Preciso dar uma olhada.

– Quer mesmo ver? – retruca o homem e sorri para mim com o canto da boca sujo de sangue.
– É melhor eu ver.

A mulher me leva à cozinha, onde uma poça de aproximadamente 15 centímetros de diâmetro nos espera no chão. Vejo sangue vermelho-escuro com caroços ainda mais escuros, do tamanho de grãos. Confiro se são grãos de verdade e pego um. São coágulos de sangue!

Volto ao banheiro, onde Thomas conseguiu inserir um cateter na veia do homem. A infusão surte efeito e estabiliza a corrente sanguínea. O homem volta a ficar corado e pergunta se pode se levantar, mas meu colega diz que é melhor ele permanecer deitado. O risco de ter uma vertigem e cair ainda é muito grande.

É preciso tomar uma decisão: esperar o médico emergencista ou levar o paciente direto para o hospital? Um transporte sem acompanhamento médico pode ser arriscado, mas esperar o médico por tempo demais também. O médico ainda vai demorar um pouco para chegar e, se sairmos agora, em três minutos estaremos na ambulância, e em mais quatro, no pronto-socorro do hospital mais próximo. Decidimos partir.

Menos de 15 minutos depois de chegarmos, concluímos a transferência para o médico de plantão do pronto-socorro. No fim das contas, foi uma ocorrência tranquila. No caminho de volta à base, damos uma parada rápida na padaria. Enquanto olhamos os bolos da vitrine, nossos pagers voltam a apitar.

Outra ocorrência. Homem, 53 anos. Suspeita: sangramento GI, vômito. Estou tendo um déjà-vu? É o mesmo chamado, enviado outra vez por engano? Não: o endereço e a idade são diferentes. Então, ligamos as luzes e a sirene e partimos rapidamente. Por sorte, não encontramos tanto trânsito, e eu começo a pensar: o nome e o endereço do paciente me parecem estranhamente familiares.

– Você já viu esse nome antes? – pergunto a Thomas.

– Há pouco tempo recebi um chamado para este endereço. Era um caso de intoxicação por mistura de bebidas junto com uma convulsão – respondeu ele rapidamente.

De repente, tudo fica claro. Eu já recebi um chamado para este endereço uma vez, mas por causa de um ferimento na cabeça relacionado a violência doméstica e consumo excessivo de bebida alcoólica. Aliás, a polícia que nos havia chamado até lá na ocasião.

Existem residências que, como socorristas, precisamos visitar com mais frequência que outras. Essa é uma delas. Quando recebemos um chamado para este endereço, onde moram o homem de meia-idade e a esposa, a sensação é a de abrir um Kinder Ovo: toda vez é uma surpresa nova. A diferença é que nunca tem chocolates ou brinquedos.

Assim que a ambulância para, tudo acontece quase automaticamente. Abrir a porta, colocar a mochila e o oxigênio nas costas, ir até a entrada da residência. Dessa vez também somos recebidos pela mulher. Ela parece transtornada.

– Venham rápido! Meu marido está cuspindo sangue na poltrona da sala.

Quando chegamos à sala, porém, ele está caído no chão diante da poltrona, o rosto virado para baixo. Atrás dele, a poltrona; ao lado dele, um balde tombado do qual escorre uma poça de sangue sobre o tapete. O sangue é fluido e não está coagulado.

O paciente está inconsciente e não respira. Iniciamos os procedimentos de reanimação imediatamente: desobstruímos as vias aéreas, entubamos e começamos a massagem cardíaca. Fazemos tudo o que é possível, inclusive administrar adrenalina e atropina, mas sem sucesso. Depois de alguns minutos, o médico emergencista chega. Juntos, continuamos nosso trabalho. Mas, mesmo com todos os nossos esforços, o homem não recobra a consciência. No fim, tudo que o médico pode fazer é declarar a morte do paciente.

Parece estranho que esses dois casos, tão semelhantes à primeira vista, terminem de forma tão diferente. Os dois pacientes vomitaram sangue, mas o motivo de cada um ter feito isso é bem diferente. Esta é uma questão essencial: quando você tem contato com um caso de emergência em que o paciente está vomitando sangue, não é possível saber de primeira de onde vem o sangue. Claro que ele escorre sempre da boca, mas nunca se sabe a origem do extravasamento.

O mais provável é que o sangue venha do estômago, do intestino ou do esôfago, mas ele também pode ter saído da mucosa nasal, ter descido pela faringe e chegado ao estômago. Por isso, saber a origem do sangue vomitado é decisivo para determinar a urgência do tratamento e para definir os procedimentos o quanto antes.

A melhor forma de saber de onde vem o sangue é ver sua consistência. No primeiro caso, ele era empelotado; no segundo, não. Essa diferença é importante, pois o sangue contém proteínas que, em determinadas condições, podem se aglutinar – é o que pode ocorrer quando ele permanece em contato com o suco gástrico por muito tempo. Isso pode acontecer, por exemplo, em uma úlcera gástrica, cuja causa mais frequente é a colonização da mucosa gástrica por *Helicobacter pylori*. Essa bactéria provoca a inflamação da mucosa gástrica, que perde a capacidade de proteger a parede do estômago das secreções ácidas. Como consequência, surgem ferimentos que fazem o sangue extravasar para dentro do estômago.

A experiência nos mostra que certos pacientes têm úlceras gástricas crônicas: o risco de recaída ou – para usar o termo médico correto – de recidiva é alto. A culpa disso pode ser de uma predisposição genética especial, mas também do tabagismo, do alcoolismo ou de determinados medicamentos. Quando tomada por um longo período, a aspirina, por exemplo, quadruplica o risco de úlcera.

Se o sangue da úlcera atinge o suco gástrico, ele coagula e, quando vomitado, ganha uma textura característica de borra de café – como no primeiro caso. De fato, o diagnóstico inicial no hospital foi de uma úlcera crônica no estômago.

Já o segundo homem usava drogas e, sobretudo, abusava das bebidas alcoólicas. Esse é um estilo de vida que prejudica o corpo inteiro, mas em especial o fígado, que, nos casos mais graves, pode desenvolver cirrose hepática. As células hepáticas são destruídas pouco a pouco e substituídas por tecido conjuntivo, motivo pelo qual o órgão assume uma estrutura compacta e nodosa. Embora a cirrose possa ser causada também por uma inflamação viral, nos países desenvolvidos cerca de metade dos casos é provocada pelo álcool.

Conforme o tecido do fígado endurece, torna-se cada vez mais difícil que o sangue flua pelo órgão, até que chega ao ponto em que ele congestiona a veia porta, vaso sanguíneo que vai do intestino ao fígado e transporta sangue rico em oxigênio. Isso acontece até que o organismo forme ligações – conhecidas como anastomoses – entre a veia porta e a veia cava superior, pelas quais o sangue flui diretamente para o coração, sem passar pelo fígado.

As anastomoses podem crescer em diversos lugares, entre os quais ao redor do esôfago, onde o aumento da pressão (causado pela congestão do sangue na veia porta) faz com que elas inchem e formem veias varicosas (varizes esofágicas). Caso uma delas estoure a consequência pode ser fatal, pois muito sangue passa pelo esôfago. Então, esse sangue escorre para o estômago, onde provoca vômito em jato. Por isso, um aparente sangramento gástrico pode ter sua causa em um fígado adoecido pelo álcool.

Dessa forma, a "leitura da borra de café" no chão – ou, para ser mais exato, a análise do vômito e das condições de vida dos dois pacientes – forneceram os indícios decisivos sobre a origem do sangue. É difícil dizer se no primeiro caso o etanol é importante na formação da úlcera. No segundo, porém, é possível afirmar com segurança que a hemorragia fatal foi uma consequência direta de anos de alcoolismo.

É claro que todo tipo de substância viciante, como o etanol e o cigarro, nos proporciona diversão, mas precisamos aprender a reconhecer o momento em que começamos a nos prejudicar. Poderíamos, por exemplo, simplesmente parar com o consumo excessivo de bebidas alcoólicas e largar o cigarro. Afinal, depois de todos os caubóis do Marlboro morrerem de problemas cardíacos, câncer do pulmão e outras doenças relacionadas ao tabagismo, fumar também deixou de ser bem-visto.

4

ENGARRAFAMENTO NO CORAÇÃO

Doença coronariana, arteriosclerose e insuficiência cardíaca

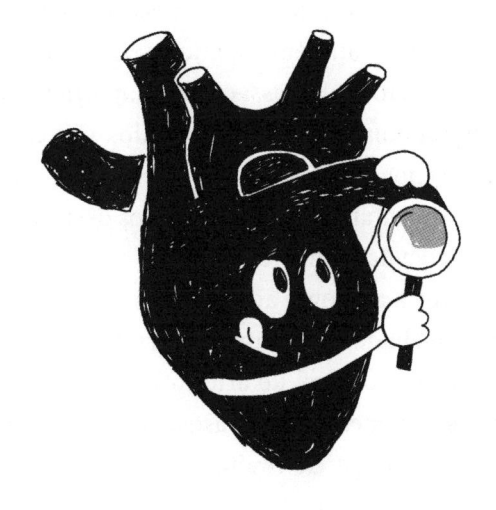

Obstrução total

Gostando ou não, nós envelhecemos no decorrer da vida. É inevitável. O sinal mais óbvio surge na pele, que, com a idade, perde elasticidade e a superfície até então homogênea ganha rugas. Mas, como se o envelhecimento da superfície não fosse trágico o suficiente, o que não se vê à primeira vista é que o mesmo processo acontece *embaixo* da pele. Como se os sinais externos da velhice não bastassem, pouco a pouco, as autoestradas – nossos vasos sanguíneos – vão perdendo a elasticidade e se tornam mais porosas, o que também acontece numa autoestrada de verdade, com os carros que passam pela superfície. A diferença é que os vasos sanguíneos não são afetados por caminhões de 40 toneladas, mas por má alimentação, tabagismo, excesso de bebida alcoólica e sedentarismo, fatores que os destroem e os calcificam lenta mas inevitavelmente.

É possível levar a analogia adiante: quando uma autoestrada está totalmente fechada, surge um engarrafamento. Da mesma forma, dependendo do nível de arteriosclerose pode haver verdadeiros congestionamentos nos vasos, embora geralmente eles se desenvolvam ao longo de muitos anos, até mesmo décadas. As piores e, com frequência, fatais consequências são o clássico infarto do miocárdio ou a morte súbita cardíaca.

Quando a gordura e as placas de colesterol se depositam nas paredes das artérias coronárias sem causarem obstrução total (como acontece no infarto), as vias de suprimento para o músculo cardíaco se tornam cada vez mais rígidas e estreitas. Isso acontece até que o sangue rico em oxigênio não consiga mais chegar ao coração sob estresse em quantidades suficientes para funcionar. Essa é a doença coronariana, que tem sintomas de gravidade variada.

Um sintoma comum é a dor torácica conhecida como *angina pectoris*, que geralmente causa desconfortos repentinos no tórax. Os pacientes costumam dizer que, quando sofrem um ataque, a sensação é a de que alguém está apertando um cinto em volta do tórax com toda a força. Eles mal conseguem respirar e, por isso, claro, reagem quase sempre entrando em pânico – afinal, tudo indica que estão infartando. Mas em pouco tempo a dor e os outros sintomas perdem força e tudo volta ao normal. Isso, porém, não quer dizer que há motivos para ficar tranquilo, pois um episódio de *angina pectoris* funciona como um alarme de que as artérias coronárias já foram bastante afetadas.

Infelizmente, é quase impossível tratar as causas da arteriosclerose. E o pior é que ela não se desfaz sozinha. Pelo contrário: em geral, nosso estilo de vida não é saudável... fumamos, bebemos e nos alimentamos da forma errada, por isso atravessamos os vasos sanguíneos como se fôssemos caminhões de 40 toneladas pela estrada, calcificando e desgastando os vasos cada vez mais, deixando-os mais entupidos e bloqueados.

Quando esse processo é posto em marcha, só nos resta realizar uma transformação drástica em nossos hábitos; do contrário, será apenas questão de tempo até que ocorra uma síndrome coronariana aguda, conceito que descreve, de forma bem geral, as doenças do sistema coronariano e seus sintomas, causados pelo estreitamento ou entupimento. Entre eles estão a angina instável e o infarto do miocárdio, mas também podem surgir sintomas como a arritmia (irregularidade nos batimentos do coração), insuficiência cardíaca e até a morte cardíaca súbita.

Não há um desencadeador único e claro para a doença coronariana, mas diversos fatores que aumentam o risco de desenvolvê-la podem ser influenciados de forma extremamente positiva se forem tratados, como, por exemplo, o diabetes, a hipertensão arterial e o colesterol alto. Entre outros fatores importantes também estão o tabagismo e especialmente o sedentarismo.

Além do infarto, com a idade a calcificação dos vasos pode causar AVC ou até demência vascular (declínio cognitivo gradual causado por problemas vasculares que interferem no fornecimento de sangue para o cérebro), estado que piora com o tempo. Apesar das muitas vantagens conquistadas com a idade – a sabedoria, mais tempo livre, o direito de demorar um século para atender ao telefone –, o coração reserva algumas surpresas nada agradáveis para esse período da vida.

Apertou

Senhoras e senhores! Permitam-me apresentar a vocês o flagelo da humanidade: a arteriosclerose. Examinemos este problema de perto para entender por que nosso maior suplício não é uma bactéria horrenda, um vírus malévolo, tampouco um agente biológico, mas o simples estreitamento dos vasos sanguíneos.

Nenhuma doença é tão disseminada quanto ela. O mais cruel é que ela se instala sem percebermos, de forma lenta e sorrateira, ao longo de décadas, e seus sintomas só se manifestam quando a situação já oferece riscos ao indivíduo. As placas de colesterol e a gordura começam a se acumular nas paredes dos vasos aos 25 anos, num processo contínuo, até que problemas como a angina finalmente nos conscientizam do mal instalado dentro de nós.

Há algum tempo o Instituto Cardiológico e Pneumológico de Québec publicou, juntamente com a Université Laval, um estudo com 168 homens e mulheres de 18 a 35 anos sem nenhum fator de risco para doenças cardiovasculares. Graças à ressonância magnética, os pesquisadores procuraram depósitos de gordura nas regiões torácica e abdominal e examinaram a artéria carótida, melhor lugar do corpo para identificar os primeiros sinais de uma aterosclerose.

E vejam só: os pesquisadores descobriram que mesmo os participantes mais jovens e aparentemente saudáveis apresentavam calcificação vascular. Ou seja, infelizmente vou ter que decepcionar quem achava que não precisava se preocupar com os vasos sanguíneos no primeiro terço da vida.

Mas como é possível o corpo, que se adaptou tão bem às constantes mudanças nas condições de vida ao longo de milênios de evolução, não ter defesa alguma contra essa doença? A resposta é simples: faz apenas um século que a aterosclerose se tornou relevante para nós. Uma causa que não deve ser desconsiderada é o aumento da expectativa de vida, graças aos avanços da medicina nos últimos anos. Hoje em dia nosso corpo oferece muito mais tempo para a aterosclerose se desenvolver e se agravar com toda a tranquilidade.

Na Idade Média, a expectativa de vida ainda era de cerca de 30 anos. Claro que nesse período comparativamente curto de existência, havia menos problemas cardiovasculares; no entanto, havia mais epidemias e aquelas doenças que hoje consideramos "da infância", e elas vitimavam grande parte da população.

Além disso, o estilo de vida e a alimentação de hoje contribuem muito mais para a aterosclerose do que há 600 anos. Atualmente, nossa alimentação é muito mais rica em açúcares e gordura (e o metabolismo transforma o excesso de açúcar em gordura no organismo). Acontece que grande parte do excesso de gordura se acumula nas paredes internas dos vasos sanguíneos.

Diversas teorias procuram explicar como a aterosclerose se espalha pelo corpo. Em 1976, o patologista norte-americano Russel Ross formulou a conhecida "hipótese de resposta ao dano", que é mais bem ilustrada se compararmos nosso organismo a um castelo medieval sob ataque.

Imagine que seu corpo é uma fortaleza, na qual há várias câmaras repletas de gordura (por conta da má alimentação), e que a parede interna dos vasos é a muralha. A todo momento os cavaleiros inimigos, como o Sir Bactéria e o Sir Vírus, tentam capturar nossa fortaleza-corpo saudável. Eles não querem saber da gordura, mas atacam todo o castelo – principalmente as muralhas – e aos poucos destroem a estrutura inteira. É assim que as toxinas de vírus ou bactérias danificam a parede interna dos nossos vasos sanguíneos. Segundo a hipótese de resposta ao dano, todo caso de aterosclerose nasce de um simples ataque aos vasos.

Como se destrói a muralha de um castelo sitiado? Com um aríete! Se o agressor tiver essa máquina de guerra, a muralha se romperá com mais rapidez. O mesmo vale para as paredes dos vasos sanguíneos. A diferença é que os danos são causados pelo esforço mecânico e pela pressão arterial alta. Se parte da muralha ameaça desmoronar ou já foi destruída, os habitantes do castelo precisam reagir. Imediatamente, as substâncias mensageiras espalham por toda a fortaleza a notícia da ameaça iminente.

As substâncias são os fatores de crescimento e as citocinas – proteínas que influenciam o crescimento e o desenvolvimento de células. Eles cuidam para que os resistentes habitantes do castelo – as células musculares lisas vasculares – proliferem na camada intermediária da parede dos vasos (conhecida como túnica média) e migrem para a camada interna (a túnica íntima). Logo atrás delas estão um tipo bastante útil de habitante do castelo: os macrófagos, ou fagócitos. Quando atraídos pelos "danos à muralha", ou seja, ao ferimento da parede interna do vaso, os macrófagos avançam com tudo contra os depósitos de gordura e começam a "devorá-los". As células musculares lisas vasculares também começam a absorver a gordura.

No entanto, assim como acontece com os fãs de fast-food, as células musculares lisas vasculares e os macrófagos carregados mudam de aparência por sua alimentação gordurosa. E, quando alguém muda de aparência, em geral recebe um apelido. Os cientistas deram a elas o nome de células espumosas. Percebemos o motivo dessa escolha ao examinar essas células com um microscópio: depois da orgia gastronômica, seu interior parece todo revestido de uma espuma.

Antes de chegar a esse ponto, a arteriosclerose ainda pode recuar. Foi o que se verificou, por exemplo, nos pacientes que realizavam treinos de resistência. Os pesquisadores notaram redução significativa dos níveis de colesterol e, sobretudo, uma forte melhora na razão colesterol "bom"/"ruim". Por outro lado, nos casos em que as células espumosas tinham se formado, infelizmente esse processo letal parecia ser quase irreversível.

É provável que isso aconteça porque a proliferação e a migração contínuas das células musculares lisas vasculares, bem como a formação de células porosas, causam alterações de tecidos típicas da aterosclerose, as placas. Mas, segundo a "hipótese de resposta ao dano", o principal desencadeador é sempre um ferimento da parede interna do vaso.

Em 1983, Joseph Leonard Goldstein, pesquisador norte-americano e ganhador do Prêmio Nobel, formulou outra abordagem para o surgimento da arteriosclerose. O cientista foi o primeiro a levantar a hipótese de que os macrófagos absorvem uma proteína quimicamente modificada conhecida como LDL (*low-density lipoprotein*, ou lipoproteína de baixa densidade) oxidada[9] e só a partir de então se transformam em células espumosas. Segundo sua hipótese, chamada de "arteriosclerose induzida por lipoproteína", o processo tem início com a modificação da LDL, e só depois ocorre a lesão da parede do vaso. Mas em um ponto Goldstein e Ross estão de acordo: os dois partem do princípio de que são as células porosas que, em última instância, desencadeiam uma enorme reação inflamatória.

Na verdade, a inflamação é uma medida de defesa inteligente do corpo, que se protege de intrusos, como agentes patogênicos. Por exemplo, se alguém machuca o joelho, faz todo o sentido que ele inche, doa, esquente e fique avermelhado – os chamados "sinais cardinais de inflamação aguda", que surgem quando o corpo aumenta imediatamente a circulação na área ferida, para que as

---

[9] Veja "O tal do colesterol", na página 101.

células do sistema imunológico cheguem o mais rápido possível ao ferimento, combatam os agentes patogênicos e fechem a ferida. Esse aumento da circulação de sangue na área do machucado é o que deixa seu entorno quente e avermelhado.

A dor também é útil: ela nos leva a poupar a área inflamada e a mantê-la parada, para movimentá-la menos. Ou seja, caso você machuque o joelho a inflamação é uma coisa ótima, mas, nos vasos sanguíneos, fatalmente desencadeia a formação de placas mortais.

Se a inflamação penetrar a parede dos vasos, causará a alteração gradual do tecido. Na parede do vaso, começarão a surgir estruturas de tecido conjuntivo, também chamadas de placas fibrosas, que promoverão a formação de uma "bolha de sangue", o chamado trombo, que, nos casos menos graves, bloqueia o vaso sanguíneo exatamente onde se formou ou, nos mais graves, é carregado com a corrente sanguínea e interrompe o fluxo de outro vaso.

Caso pare em uma artéria coronária, o resultado será um infarto; caso pare numa artéria do cérebro, teremos um AVC; se o trombo bloquear um vaso no pulmão, o diagnóstico será de embolia pulmonar. Essas são as três consequências mais sérias da aterosclerose, que dá sinais de uma hora para outra, apesar de ter se desenvolvido ao longo de anos.

A transformação do tecido arterial em fibra o torna poroso e propenso a acumular partículas de cálcio. Como resultado, a parede do vaso fica mais espessa e rígida. Por isso, a definição informal dessa condição é "calcificação dos vasos", que, apesar de tudo, descreve apenas uma pequena parte do que acontece no vaso sanguíneo acometido pela aterosclerose. É mais fácil se lembrar de "endurecimento das artérias" do que de "degradação de vasos sanguíneos por placas fibrosas com células espumosas contendo

LDL".[10] Mas não importa o nome dessa terrível doença: o importante é saber que ela pode desencadear não apenas infarto do miocárdio, AVC ou embolia pulmonar, mas problemas cardíacos menos dramáticos, como pressão alta, arritmias e síndrome coronariana aguda.

---

[10] E nem essa expressão inventada dá conta de descrever o fenômeno completo.

Um grande coração

Causa mortis: insuficiência cardíaca. Essas palavras constam em muitos atestados de óbito. Mas o que elas significam? Na verdade, insuficiência cardíaca é um conceito que não diz muita coisa e que é usado quando não se conhece a causa exata da parada cardíaca. Nesses casos, os médicos falam que houve insuficiência cardíaca (aguda), e esse é um dos motivos mais frequentes de hospitalizações. Não raro, está associado a outras doenças, a maioria consequência da doença coronariana. A insuficiência cardíaca é especialmente comum em pacientes com diabetes melito de tipo 2.

A insuficiência cardíaca acontece quando o coração não é mais forte e eficiente o bastante para bombear sangue e oxigênio suficientes para todas as partes do corpo. Na maioria dos casos, a principal causa é a arteriosclerose, que causa o estreitamento das artérias coronárias, impedindo-as de suprir sangue suficiente ao músculo cardíaco. A pressão alta é outra causa de insuficiência, pois, quando o sangue encontra mais resistência do que costumava encontrar ao correr pelas artérias, o coração precisa trabalhar mais forte do que o normal.

Esse aumento da carga de trabalho traz consequências: com o passar do tempo, nosso órgão central de fornecimento de sangue fica cada vez mais fraco, assim como nós, quando trabalhamos demais e sofremos um esgotamento. A insuficiência cardíaca é mais comum em pessoas na faixa dos 70 aos 80 anos, e homens são afetados com mais frequência e mais cedo do que as mulheres.

Além disso, casos de frequência cardíaca muito alta ou muito baixa, arritmia, prolapso de valva e tamponamento cardíaco (também chamado de tamponamento pericárdico, que ocorre quando algum líquido, como o sangue, se acumula no pericárdio – por causa de uma hemorragia, por exemplo –, comprimindo o músculo cardíaco e reduzindo sua capacidade funcional podem, com o tempo, levar a insuficiência cardíaca aguda. Essa condição também pode se desenvolver a partir de uma inflamação do músculo cardíaco, de uma embolia pulmonar ou de um infarto. Uau! A lista de doenças que podem limitar o desempenho do coração é enorme. E ela nem está completa: existem outros motivos para a redução da capacidade do coração.

Uma delas é a anemia, o enfraquecimento do sangue causado pela redução da concentração de hemoglobina, diminuindo a capacidade do sangue de transportar oxigênio. O coração, dessa forma, precisa trabalhar mais para compensar a falta. Para ajudar, o corpo libera os hormônios adrenalina e noradrenalina, que aumentam a força dos batimentos cardíacos, e ativa o sistema renina-angiotensina-aldosterona,[11] um sistema hormonal-enzimático que regula a pressão arterial, aumentando o volume de sangue no organismo e, com isso, a pressão nos vasos sanguíneos. Esses efeitos garantem que os órgãos tenham irrigação suficiente, porém, com o passar do tempo, mais prejudicam do que ajudam o coração, pois ele precisa crescer para aumentar a capacidade de bombeamento.

Como qualquer outro músculo, o coração cresce quando submetido a um esforço maior. Quando isso acontece com atletas de provas de resistência, cujos músculos precisam de grandes quantidades de oxigênio, é um processo normal e não representa perigo. Situação muito diferente vive quem sofre o aumento cardíaco em consequência de alguma doença: quando a pressão cardíaca é alta demais, o músculo cresce e fica cada vez maior – se transforma no Hulk!

Com essa mudança, ele próprio passa a precisar de cada vez mais oxigênio, por isso incha mais, formando um círculo vicioso

---

[11] Veja "De pernas para o ar", na página 199.

fatal. Conforme cresce exageradamente, o coração forma tecidos conjuntivos, em um processo conhecido como fibrose, que surte o mesmo efeito de outras alterações de órgãos por tecido conjuntivo (por exemplo, a já comentada cirrose hepática): uma piora no funcionamento do órgão.

Por fim, o hipertireoidismo prolongado também pode causar a insuficiência cardíaca, pois os hormônios dessa pequena glândula localizada no pescoço estimulam o coração a bater mais rápido (quando o ritmo ultrapassa 100 batimentos por minuto, os médicos chamam de "taquicardia").

Existem dois componentes básicos na insuficiência cardíaca: a disfunção sistólica (sístole: contração do ventrículo) e a disfunção diastólica (diástole: distensão do ventrículo). Na insuficiência sistólica, a capacidade de bombeamento do coração, mais exatamente do ventrículo esquerdo, é reduzida; na diastólica, o ventrículo esquerdo não consegue relaxar adequadamente para ser preenchido com sangue. Nos dois casos, o coração bombeia sangue de menos no sistema circulatório. A consequência é: todo o corpo recebe menos oxigênio do que o necessário.

Da mesma forma que os anatomistas dividem o coração em metade direita e esquerda, cada parte com funções diferentes, eles classificam os tipos de insuficiência cardíaca de acordo com o lado do coração afetado. Se ela afeta principalmente os músculos do ventrículo e do átrio direitos (cuja tarefa é bombear sangue rico em dióxido de carbono para o pulmão, onde ele novamente recebe o oxigênio), falamos de uma insuficiência cardíaca direita. Se a metade direita não consegue bombear sangue, há congestão nos vasos do corpo. Como consequência, ela trabalha mais para bombear mais sangue ao pulmão, causando o espessamento das paredes das câmaras direitas. Em algum momento, porém, o coração não terá mais forças para manter esse esforço desesperado. Quando isso acontece, as veias da garganta, sobrecarregadas, ficam visivelmente inchadas. (Como as do Hulk. Só que não ficamos verdes.) Outro sinal da insuficiência cardíaca direita é o acúmulo de líquido nas pernas e no abdome.

A insuficiência cardíaca direita é uma doença bastante gregária, mas uma hóspede terrível. Quase sempre chega acompanhada de amigos indesejados. Infelizmente, os penetras também se comportam de forma errada. A insuficiência cardíaca direita sempre se manifesta como redução da capacidade de bombeamento da parte esquerda, ou em consequência disso. Normalmente, esse é o lado que recebe o sangue rico em oxigênio vindo do pulmão e o espalha na corrente sanguínea. Mas, quando a capacidade de bombeamento cai, também há congestão, dessa vez nos pulmões. O termo médico para essa condição é congestão pulmonar.

O perigo é que, conforme a pressão aumenta no interior dos vasos pulmonares, o sangue é enviado de volta aos órgãos respiratórios. A consequência é: lentamente, eles são inundados pelo líquido, no processo que conhecemos como edema pulmonar.[12]

Quando a insuficiência cardíaca acontece de ambos os lados, recebe o nome "insuficiência cardíaca global". Ela pode se desenvolver em questão de horas ou dias, como resultado de outra doença – e, neste caso, é considerada aguda. Quando, porém, a eficiência cardíaca piora aos poucos, ao longo de vários meses ou até anos, falamos de insuficiência cardíaca crônica.

A Associação Nova-Iorquina do Coração publicou uma tabela que classifica a insuficiência cardíaca em quatro estágios. No Estágio I, não há sintomas físicos em repouso ou com esforço cotidiano. No Estágio II surgem leves limitações da resistência física. Quando o paciente sofre uma forte limitação nas atividades físicas e qualquer exercício causa palpitações, falta de ar ou an-

---

[12] Veja "Sincronia", na página 45.

gina do peito, surge o Estágio III. Por fim, o Estágio IV descreve uma condição na qual o paciente sente desconforto ao realizar qualquer atividade física e precisa de ajuda para lidar com as tarefas do dia a dia.

A avaliação da gravidade da condição ajuda o médico a pensar no tratamento mais adequado. Claro que é possível melhorar a qualidade de vida do paciente com anti-hipertensivos e diuréticos. Mas os medicamentos só adiantam quando o doente muda seu estilo de vida para se adaptar à doença, tomando medidas como largar o cigarro e beber menos – quer dizer, o melhor seria parar de beber de vez.

Diminuir a ingestão de sal também alivia o trabalho do coração. No organismo, o sal provoca retenção de líquidos, ou seja, aumenta a quantidade de sangue e faz com que o coração trabalhe mais. Mas isso não significa que o doente deva reduzir o consumo de líquidos, pelo contrário: ele deve tomar no mínimo 2 litros de água por dia, a não ser que o médico não recomende. Caso ele também tenha uma dieta rica em alimentos integrais, que promovem a saúde cardíaca, e emagreça um pouco, poderá ter uma boa qualidade de vida, mesmo com uma cardiopatia.

Imagino que, no início, seja difícil mudar a alimentação e perder peso. Afinal, são duas tarefas que não parecem nada agradáveis. Mas, depois que se começa, muitas vezes as etapas seguintes são automáticas.

5

COMENDO E BEBENDO COMO MANDA O CORAÇÃO

A relação entre alimentação e saúde cardíaca

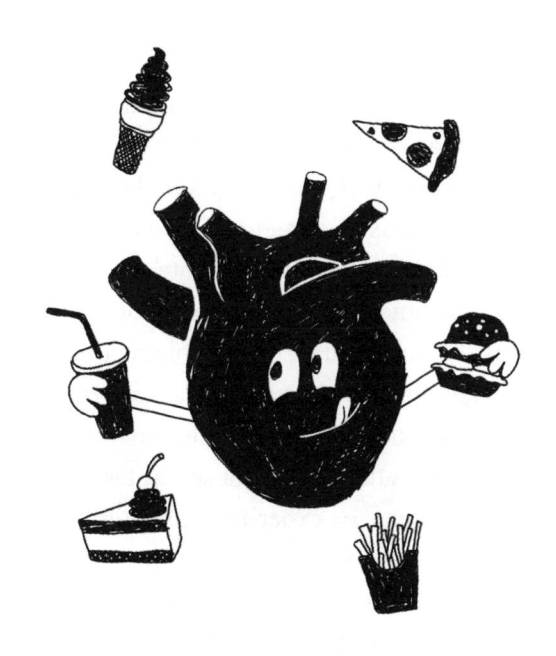

Gordura boa para o coração

Então, sempre que passo por uma barraquinha de lanches, um verdadeiro drama se desenrola na minha cabeça: comer ou não comer? Eis a questão. Sou um verdadeiro fã de salsicha com curry e batata frita, um dos pratos típicos da Alemanha. Só que, infelizmente, assim como tantas outras coisas gostosas e divertidas, essa iguaria não é nada saudável.

Todos os dias somos confrontados com uma enorme oferta de alimentos, por isso o perigo de se entupir com um lanchinho nada saudável é enorme. Mas como manter o controle do que comemos e de suas consequências para a saúde? Como eu vou saber o que devo comer? Quando posso relaxar e abrir uma pequena exceção às regras da alimentação saudável?

Embora a medicina esteja em constante evolução, os países desenvolvidos registram cada vez mais casos de doenças cardíacas e circulatórias. Eis um verdadeiro "problema do primeiro mundo". As causas geralmente são a alimentação errada ou o simples excesso. Quase sempre o que comemos nos sacia, mas, com o tempo, também nos adoece. Os conservantes eliminam os nutrientes dos alimentos e os experimentos químicos da indústria alimentícia muitas vezes acabam com as vitaminas e os minerais. Nada disso seria o fim do mundo se o sistema cardiovascular não sofresse tanto com uma alimentação pouco nutritiva.

O principal problema são os alimentos industrializados e o fast-food – exatamente o que todo mundo adora comer. É compreensível, pois quem tem tempo e vontade de cozinhar hoje em dia? No meio de um dia de trabalho agitado ou depois de chegarmos em casa exaustos, comer uma fritura no restaurante ao lado parece muito mais interessante e, acima de tudo, mais prático do que esquentar a barriga no fogão. Acontece, porém, que se alimentar com qualidade e de forma saudável não é algo tão demorado e pode ser muito divertido.

O primeiro passo na direção certa é escolher a gordura boa. Muitos acreditam que a gordura em si faz mal para a saúde, mas isso não está totalmente correto, pois as gorduras podem ser divididas em diversas categorias, das "boas", como o óleo de linhaça, até as "péssimas", como as gorduras hidrogenadas encontradas em certas margarinas e óleos, como o de palma. Infelizmente, essas gorduras nada saudáveis são encontradas na maioria dos produtos industrializados, e elas têm um papel importante na piora das inflamações, causando um prejuízo ao sistema cardiovascular. Por isso, para ter um coração saudável, consuma a gordura boa!

Mas o que exatamente diferencia as gorduras saudáveis das não saudáveis? Para compreender isso, é necessário ter em mente que existem ácidos graxos saturados e ácidos graxos insaturados, que se distinguem pela estrutura química. Os ácidos graxos saturados são encontrados sobretudo escondidos em produtos de origem animal, como a manteiga, os cremes à base de leite ou o bacon. Essas gorduras são famosas por aumentarem o nível de colesterol no sangue. Por outro lado, as carnes magras são pobres em ácidos graxos saturados – principalmente o frango e o peru, mas também o peixe e os frutos do mar, como a perca, o atum e os mexilhões.

O **ácido esteárico** (acima) é um ácido graxo saturado e não tem ligações duplas.

O **ácido oleico** (abaixo), por sua vez, é um ácido graxo insaturado e tem uma ligação dupla de carbono.

Com base em estudos acadêmicos, em 2007 a Sociedade Alemã de Nutrição publicou diretrizes sobre quais tipos de ácidos graxos surtem efeitos positivos ou negativos no sistema cardiovascular. De acordo com o documento, o risco de doença coronariana cai em 19% se substituirmos os ácidos graxos saturados pelos poli-insaturados,[13] de preferência o ômega-3 e o ômega-6.[14] Porém, quanto mais você lê sobre o tema, mais confuso ele fica. Alguns estudos afirmam que os ácidos graxos ômega-3 e ômega-6 diminuiriam o risco geral de doenças cardíacas, outros recomendam evitar totalmente as gorduras com ômega-6 a pacientes com problemas cardíacos. A quem devemos dar ouvidos?

O que temos de certo é que muitos efeitos positivos têm sido atribuídos aos ácidos graxos ômega-3. De maneira quase unânime, diversos estudos provaram que o ômega-3 aumenta a elasticidade da pele e dos cabelos, fortalece o sistema imunológico e combate inflamações. O mais importante de tudo, porém, é que ele protege o coração, pois exerce uma influência positiva não só no nível de colesterol, mas também na pressão arterial e nos níveis de açúcar no sangue.

Por outro lado, supostamente o ômega-6 pode reduzir o efeito positivo do ômega-3. Contudo, os resultados dos estudos sobre esse tema são tão controversos que devem ser vistos com cautela. Como quase sempre nessas discussões, a verdade provavelmente está em algum lugar entre os dois extremos. A questão é encontrar o ponto de equilíbrio.

Seja como for, resta pouca dúvida de que as substâncias mensageiras que surgem a partir dos ácidos graxos ômega-6 são muito menos eficazes que as do ômega-3, encontrado, por

---

[13] Para os interessados em química, os ácidos graxos poli-insaturados são aqueles que apresentam diversas duplas ligações em suas cadeias de hidrocarbonetos.
[14] O número (3, 6, 9) indica em que átomo de carbono está a última dupla ligação.

exemplo, no atum, na cavala, no salmão e no arenque. Os frutos do mar também são ricos em ácidos graxos ômega-3. Por isso, os nutricionistas recomendam que tenhamos no máximo quatro vezes mais ômega-6 do que ômega-3 na dieta, o que infelizmente vai contra os hábitos alimentares. Consumimos de 10 a 20 vezes mais ômega-6 do que ômega-3, pois a versão número 6 se encontra principalmente nos alimentos mais desejados, como gorduras animais, peixe, derivados do leite e molhos.

Um conselho bem-intencionado, mas difícil de ser aplicado. Como é mesmo? Quatro vezes mais ômega-6? Mais do que o quê? E que gordura existe na batata frita? Dicas de alimentação costumam ser muito vagas e difíceis de lembrar. Poucos conselhos são claros e fáceis de seguir e, além de tudo, cada pessoa tem seu metabolismo, sua medida corporal própria e suas doenças preexistentes a serem consideradas. A nutrição é uma ciência complicada.

O mais recomendável é ir a um nutricionista para que ele monte uma dieta pessoal específica. Mas mesmo quem não tem essa opção pode fazer um favor ao seu coração tomando cuidado com o que vai comer e beber. Ninguém pode mudar a idade, o sexo ou a carga genética, mas qualquer um pode combater o colesterol alto, o diabetes, o sobrepeso e a pressão alta[15] ao comer e beber – por exemplo, trocando todos os ácidos graxos saturados possíveis por ácidos graxos insaturados.

Livrar-se de todas as gorduras de uma vez, porém, é uma atitude pouco sensata. É muito melhor atentar para sua qualidade e composição antes mesmo de comprar produtos que as contenham. Segundo as diretrizes da Sociedade Alemã de Nutrição, o ideal é que o adulto consuma cerca de 80 gramas de gordura por

---

[15] Chamamos a junção de obesidade, pressão alta, colesterol alto e hiperglicemia de síndrome metabólica, ou "quarteto fatal". Veja na página 114. É uma precondição para muitas doenças vasculares.

dia (valor recomendado para a maioria dos adultos), e, sempre que possível, essa gordura deve ser proveniente de fontes vegetais, como os óleos de canola e soja e as pastas feitas deles, pois possuem mais ácidos graxos ômega-3.

No entanto, ingerir a gordura correta não é o único ponto que devemos ter em mente: o açúcar possui um papel bastante agridoce na nossa saúde; ele é o principal fornecedor de energia para o corpo, mas nossa alimentação esconde tanto açúcar que o corpo tem dificuldade para utilizar esse fluxo contínuo e exagerado de energia. Assim, ele reage criando reservas de energia em forma de gordura, o que necessariamente resulta em sobrepeso.

Apesar de tudo, "reserva de energia" é um termo que impressiona muito mais do que "barriguinha de cerveja", não acha?

Alimentação saudável

– Mais açúcar! – ordena minha sobrinha.
Estamos preparando chá gelado na cozinha.
– Ah, não... Chega! Mais açúcar e isso vai virar um vomitivo – respondo, com um murmúrio resignado.
Ela franze a testa.
– Hein? O que é isso?
– Vai ficar tão doce que a gente vai ter vontade de vomitar. Se quiser mais açúcar, morda isto aqui.
Ofereço uma batata inteira e dou uma risada.
– Ei! – reclama ela. – Eu não sou boba! As batatas não têm açúcar. O gosto é nojento!
Em uma coisa minha sobrinha tem razão: comer uma batata crua é realmente nojento. Mas discordo dela quanto à presença de açúcar na batata: ela é uma verdadeira mestra dos disfarces.
"Açúcar" é um termo geral para um grande número de substâncias com níveis variados de doçura conhecidas como sacarídeos. Elas se dividem em monossacarídeos (como a glucose e a frutose) e dissacarídeos, como a lactose (do leite), a maltose (do malte) ou o nosso conhecido açúcar caseiro (sacarose).
Como o nome já diz, os monossacarídeos são compostos de uma única unidade de sacarídeo, enquanto os dissacarídeos têm duas unidades de monossacarídeos interligadas. Os açúcares compostos por até 10 unidades são chamados de "oligossacarídeos", e os ainda mais complexos são os "polissacarídeos".
Entre os polissacarídeos está o amido, contido nas batatas. Embora seja, no máximo, levemente adocicado e praticamente não se dissolva na água, o amido é um composto de sacarídeos – para ser mais exato, é uma longa cadeia de monossacarídeos que,

quando quebrada, libera energia. A maioria das plantas armazena açúcar na forma de amido.

Nós, seres humanos, armazenamos a glicose em outro formato: o glicogênio. Em sua configuração, as unidades de glicose formam fileiras das quais se estendem cadeias de sacarídeos. Lembram muito os manifestantes que vão às ruas e dão as mãos para formar uma unidade.

Quando há uma quantidade excessiva de glicose no organismo, o corpo a transforma em glicogênio (utilizando, sobretudo, o fígado e os músculos para isso) e armazena a substância para os tempos de escassez. Se o suprimento de monossacarídeos se esgota quando fazemos esforços especiais – por exemplo, ao corrermos longas distâncias ou carregarmos muito peso –, o glicogênio armazenado é consumido.

Todas essas formas de açúcar podem ser descritas por um termo geral: carboidratos. Eles são essenciais para a nossa sobrevivência, ou seja, sem carboidratos nosso corpo simplesmente não funcionaria. Para o organismo, porém, os mais valiosos não são os monossacarídeos ou os dissacarídeos, mas as cadeias longas, como a do amido.

Isso acontece porque os carboidratos de cadeia curta são decompostos rapidamente no intestino e depois absorvidos pela corrente sanguínea. Com o auxílio da insulina, eles chegam às células musculares, onde fornecem energia. É por essa razão que, quando ingerimos esse tipo de açúcar, sua concentração no sangue aumenta muito rapidamente, mas depois despenca na mesma velocidade.

Já os carboidratos de cadeia longa são decompostos de maneira bem mais lenta para só depois entrarem na corrente sanguínea. É por isso que eles fornecem, de forma muito mais duradoura e uniforme, a energia que nosso corpo precisa ter para todas as bobagens que exigimos dele.

A **glicose** (acima) é um monossacarídeo, composto apenas por uma unidade de sacarídeo. A **lactose**, por sua vez, é um dissacarídeo (duas unidades de sacarídeos).

Uma fonte de carboidratos com cadeias longas é o pão integral. Na academia, eu sempre vejo gente tomando sucos açucarados ou até refrigerantes. Durante o treino, essas fontes sem dúvida fornecem energia de maneira rápida e eficaz. Infelizmente, porém, essa energia não dura. Assim, uma Coca-Cola fornece pouca energia em longo prazo, ao contrário do pão integral, que contém açúcar, mas cujas cadeias de carboidratos são longas. Por isso, se você vai fazer esforços físicos mais prolongados, o pão integral é muito mais adequado do que o refrigerante.

Nas embalagens dos alimentos, encontramos informações sobre as quantidades de carboidratos e açúcares. Por exemplo, nos 100 gramas de pães multigrãos que estou comendo no café da manhã enquanto escrevo isto, 42 gramas são carboidratos, dos quais 3,2 gramas são açúcares. A quantidade de carboidratos informada relaciona-se à quantidade total dos compostos de açúcar, enquanto a informação "de açúcares" compreende apenas mono ou dissacarídeos, como açúcar refinado, frutose ou lactose. Se quisermos fazer algo bom para o coração e o corpo, devemos prestar atenção nas informações nutricionais e tentar ingerir o mínimo possível desses açúcares.

O problema é que é mais fácil falar do que fazer, pois, para o corpo, o açúcar é uma espécie de droga: provoca a liberação da dopamina, o "hormônio da felicidade", que, como já vimos, desempenha um papel fundamental no sistema de recompensas do cérebro. Assim, como se fosse um viciado fora de controle, nosso organismo exige cada vez mais açúcar, e com mais frequência – de preferência na forma de chocolates e outras guloseimas. Nós somos os fornecedores da droga e temos o poder de decisão: nosso melhor cliente vai receber uma maçã ou um pedaço de bolo?

Apesar de só agora o termo "vício em açúcar" estar se popularizando, pesquisas com roedores já relataram distúrbios comportamentais, típicos de vício, quando os animais deixavam de receber sua dose de açúcar. No experimento, os pesquisadores alimentaram ratos com uma solução de açúcar em períodos regulares ao longo do dia. Em seguida, os animais passaram a receber ração normal, sem 1 grama sequer de açúcar. Os animais reagiram com manifestações de abstinência, como falta de motivação, inquietação e ansiedade. Muitos estavam tão viciados que até tremiam.

Mesmo que eu ainda não tenha chegado ao ponto de reagir dessa forma diante da falta de doces, entendo muito bem os pobres roedores. Enfim: tudo isso significa que devemos cortar o açúcar refinado, os xaropes adocicados e os refrigerantes. O mel, por sua vez, é um produto natural ao qual se atribuem efeitos curativos, sendo recomendado contra tosses e resfriados, mas não existe nenhuma prova científica desse "efeito curativo". Ou seja: é melhor manter distância dele também!

Outra forma de reduzir o consumo de açúcar é diminuir a ingestão de produtos feitos de farinha branca.

Apesar de pensarmos na aterosclerose como um fenômeno recente, estudos já encontraram depósitos de gordura nos vasos sanguíneos de múmias de sacerdotes, governantes e até nos restos mortais de uma princesa do Egito Antigo.

Diversas abordagens tentam explicar esse fenômeno. O fumo foi excluído, pois não era um hábito comum entre os egípcios. Além disso, a alimentação do povo era pobre em gorduras, e as pessoas eram fisicamente bastante ativas. Uma causa possível para a calcificação poderia ser um alto consumo de carne, mas outra possibilidade são os alimentos à base de farinha branca, muito populares na camada superior da sociedade egípcia.

Ao contrário da farinha integral, a farinha branca quase não contém fibras e é composta basicamente por carboidratos – ou seja, de açúcar. E hoje sabemos que ela não só aumenta o risco de diabetes, mas que também é uma das principais causas dos depósitos nos vasos sanguíneos e, portanto, das doenças cardiovasculares.

O pior de tudo é que o coração não é a única parte do corpo afetada pela farinha branca. Pesquisadores descobriram que pessoas que ingerem com frequência alimentos à base de farinha branca têm mais chance de desenvolver doenças oculares, como a degeneração macular, condição na qual, pouco a pouco, as células da retina param de trabalhar. Além disso, quem corta o açúcar e a farinha branca da dieta tem bem menos chances de desenvolver pedra na vesícula. A lista de doenças associadas à farinha branca ainda poderia continuar, e a conclusão é apenas uma: troque-a pela farinha integral sempre que possível!

Existem coisas que podem acabar com o seu gosto por farinha. Por exemplo: já ouviu falar das "malvadas lectinas"? As lectinas são proteínas contidas na farinha que, entre outros efeitos, causam o espessamento do sangue, o que aumenta o risco de infarto ou derrame. Deve-se levar em conta, porém, que as lectinas devem sua má reputação a um estudo realizado com uma quantidade de proteína extremamente alta, difícil de ser obtida naturalmente em uma alimentação balanceada, equilibrada. E, com isso, chegamos à questão central de uma alimentação saudável. O mais importante de uma dieta é exatamente isto: o equilíbrio.

Portanto, cortar os farináceos da dieta não é uma abordagem ruim, mas, se não for possível, deve-se trocar o máximo possível a farinha branca pela integral. Ela deve ser moída na hora porque, além de a farinha integral estragar rápido, seus nutrientes começam a reagir com o oxigênio logo após a moagem. Com isso, grande parte deles se perde.

O ideal é evitar que os farináceos sejam sua principal fonte de energia e preferir frutas e legumes. Você só tem a ganhar: frutas e legumes causam diversos efeitos positivos no coração, no sistema circulatório – no corpo todo.

Eu me sinto especialmente ligado a uma espécie de fruta: primeiro, porque seu nome em alemão é quase igual ao meu e, segundo, porque eu me esforço para surtir o mesmo efeito que ela provoca na saúde das pessoas. Está comprovado que a groselha protege o coração e os vasos sanguíneos. Já o mirtilo contém pigmentos azuis, conhecidos como antocianinas, há muito utilizados na medicina natural para tratar problemas oculares, mas que também exercem efeitos positivos no sistema cardiovascular. Eles agem como antioxidantes naturais, protegendo os vasos sanguíneos de radicais livres agressivos. Entre as antocianinas estão, por exemplo, a mirtilina, pigmento que aumenta a elasticidade dos vasos.

A melancia e o melão também devem fazer parte dessa dieta, pois está comprovado que seus nutrientes reduzem o risco de trombose. Supostamente, a melancia também regulariza a pressão arterial. Além de tudo, é uma delícia refrescante, não acha?

O cogumelo orelha-de-judas, que costuma ser vendido desidratado, também tem o mesmo efeito positivo sobre as plaquetas.[16] Depois de se hidratar os cogumelos, você pode usá-los em sopas, saladas ou prepará-los cozidos com legumes, pois eles absorvem muito bem o sabor de outros ingredientes. Trata-se de um ingrediente frequente e saboroso da cozinha asiática.

É comum que a dieta vegetariana contenha fitoquímicos (ou fitonutrientes), substâncias antioxidantes presentes nos alimentos e que combatem uma série de problemas de saúde. A romã, por exemplo, contém polifenóis que reduzem a pressão; o alho contém sulfetos que inibem a trombose; as leguminosas contêm a saponina, que combate inflamações; e em quase todas as plantas se encontra a fitosterina, que reduz o colesterol. Tudo isso soa muito complicado, mas você só precisa se lembrar de comer salada de grão-de-bico com romã no jantar, ou um cozido de feijão temperado com alho.

---

[16] As plaquetas, também chamadas de trombócitos, são células sanguíneas que influenciam na coagulação do sangue. Uma de suas funções é ajudar a fechar ferimentos.

Ao contrário do que muitos pensam, não é preciso esforço especial para fornecer vitaminas e nutrientes suficientes ao corpo. Basta fazer o que já adoramos fazer no dia a dia: abrir a boca, botar a comida para dentro, mastigar bem, engolir e pronto!

Três porções de legumes ou frutas por dia é uma boa quantidade referencial, mas o ideal é combinar alimentos de cores diferentes, pois os fitoquímicos determinam a cor da planta. Dessa forma, para aproveitar a enorme variedade de nutrientes vegetais, devemos ingerir alimentos com o máximo de cores possível. O melhor é consumir legumes frescos e orgânicos, de preferência produzidos na própria região, pois, quando o transporte e o armazenamento são mais demorados, a exposição à luz e aos raios UV fazem os vegetais perderem nutrientes valiosos – ou seja, apenas uma fração dos fitoquímicos chega à nossa mesa.

Comprar produtos frescos todos os dias pode ser um problema. Quem não tem vontade nem tempo pode recorrer aos legumes congelados. Cientistas de Hamburgo descobriram que, no período de alguns meses, os legumes congelados retêm as vitaminas e outros nutrientes valiosos melhor do que os frescos, mesmo quando armazenados na geladeira. Eles compararam o teor de vitamina C de vagens armazenadas por um ano a -18°C com a de vagens tiradas da geladeira, e o resultado foi que, no primeiro caso, houve uma perda de 20% dos nutrientes, ao passo que a segunda amostra perdeu mais de 60% após somente alguns dias na geladeira.

Quem não gosta de comida congelada mas quer manter o sistema cardiovascular saudável pode recorrer a cenouras frescas, que exercem uma boa influência nos níveis de colesterol. Segundo nutricionistas respeitados, bastam 200 gramas por dia para que elas alcancem seu efeito máximo. Nozes, aveia e cevada também são boas opções.

O gengibre e o alho, por sua vez, têm efeito anticoagulante, o que facilita o fluxo pelos vasos e, com isso, o suprimento de órgãos e tecidos. Misture uma colher de chá de gengibre ralado em um copo d'água para preparar rápida e facilmente uma bebida que faz bem à saúde. Da mesma forma, a água de alho, feita com duas ou três colheres de sopa de alho ralado, não só afina o sangue, como também exerce um efeito positivo no nível de colesterol... mas pode atrapalhar sua vida social. Por isso, aconselho as pílulas de alho, que não causam mau hálito.

Por fim, a verdadeira panaceia: a cebola. Seus poderes curativos são conhecidos desde a Antiguidade. Além de ser saborosa, ela afina o sangue, reduzindo o risco de formação de trombos. Além disso, melhora a metabolização do colesterol e tem um efeito positivo nos níveis de açúcar no sangue.

Quem acha que todos esses alimentos crus parecem comida de tartaruga não precisa se preocupar: as hortaliças cruas podem, de fato, oferecer ao organismo proteção de longo prazo, mas as cozidas também. Na verdade, os nutrientes das hortaliças cozidas são mais bem absorvidos do que os do alimento cru. O licopeno, antioxidante encontrado no tomate, é mais facilmente processado pelo corpo quando cozido com um pouco de óleo do que em seu estado natural; o mesmo vale para as provitaminas da cenoura. O ideal é dividir: consumir metade das hortaliças cruas e a outra metade cozida. Uma alimentação saudável para o coração não precisa ser chata e sem gosto: ela pode muito bem ser diversificada, saborosa e colorida.

O foco não é no que devemos cortar, mas no que podemos trocar por alimentos melhores e mais saudáveis. Em vez de gordura hidrogenada, é possível usar azeite de oliva; em vez de molhos cremosos para a salada, use um molho vinagrete com azeite, vinagre e ervas. Você também não precisa eliminar as batatas, tão difamadas por causa de suas versões fritas e chips. Substituindo a batata frita pela batata cozida com casca, o risco de doença cardíaca ou vascular cai bastante: em 200 gramas de batata cozida há cerca de 0,2 grama de gordura, ao passo que 200 gramas de batata frita contêm 24 gramas de gordura, dos quais seu corpo não vai sentir a menor falta. E, embora a gordura sirva para realçar o sabor dos alimentos, você não precisa de uma grande quantidade para uma refeição saborosa. Use e abuse das ervas aromáticas – e, se forem frescas, melhor ainda.

Quando eu me mudei da casa dos meus pais após completar o ensino médio e tive que me virar sozinho na cozinha, eu me considerava um grande chef e, presunçoso, já me via preparando banquetes. Eu sempre gostei de cozinhar, mas, na época, meu conhecimento de temperos era, no mínimo, bem limitado. Na verdade, até hoje, quando passo na seção de temperos do supermercado, eu me surpreendo com a variedade de produtos.

Segundo um estudo do instituto Euromonitor, o alemão médio consome cerca de 8 gramas de sal por dia (no Brasil, o consumo é de 12 gramas por dia). Considerando que especialistas recomendam o consumo de 3 a 6 gramas de sal com as refeições diárias (aproximadamente uma colher de chá cheia), esse valor é alto e aumenta consideravelmente o risco de infartos e derrames. A Associação Profissional de Neurologistas da Alemanha alerta que o risco de AVC aumenta em 25% quando o consumo passa de 5 para 10 gramas de sal por dia. Isso não significa, porém, que devemos abolir o sal, pois precisamos dele para a osmorregulação (controle das concentrações de sais nos tecidos ou células vivas a fim de manter as condições adequadas à atividade metabólica). Manter o controle da ingestão diária de sal é complicado, mas a tarefa fica mais fácil se você cozinhar mais em casa e evitar alimentos processados.

* * *

Uma alimentação adequada para um coração saudável é um tema praticamente inesgotável, tão amplo e diverso que pouco posso fazer além de dar algumas indicações. Por isso, meu conselho para quem deseja se aprofundar no assunto é consultar um nutricionista. Para quem tem condições médicas preexistentes, uma avaliação com um especialista pode fazer toda a diferença. Caso descubra, por exemplo, uma alta concentração de triglicerídios (um tipo especial de gordura) no seu sangue, é porque provavelmente você está acima do peso.

Paradoxalmente, é mais provável que uma pessoa que tenha uma alimentação rica em gordura tenha níveis de triglicerídios menores que uma que siga uma alimentação rica em carboidratos, e é por isso que um alto consumo de "gordura saudável" (ácidos graxos insaturados) pode fazer bem. Com uma dieta rica em gordura insaturada, o IMC entra numa faixa normal, ficando entre 18,5 e 25.[17] Além disso, a concentração de triglicérides cai para um valor normal ou, no máximo, um pouco acima do normal, o que reduz o risco de doenças cardiovasculares. Como o álcool também eleva a taxa de triglicerídios, é aconselhável evitá-lo.

Infelizmente, a maioria dos conselhos para uma alimentação saudável implica em reeducação alimentar. No entanto, não pode ser de jeito nenhum uma dieta drástica, de poucos dias ou semanas, pois, em geral, elas são pouco eficazes e nem um pouco saudáveis. Uma solução eficaz em longo prazo envolve uma alteração gradual e, sobretudo, bem pensada dos hábitos de ingestão de alimentos e bebidas.

A culinária do Mediterrâneo, mais leve, faz muito bem ao coração e, desde que resolvi adotá-la, me sinto ótimo. Quando

---

[17] O índice de massa corporal (IMC) é uma medida que resulta da divisão do peso corporal pela altura ao quadrado. Valores abaixo de 18,5 indicam subpeso; valores entre 25 e 30, sobrepeso; e acima de 30, obesidade.

você descobre que é possível trocar a comida rica em açúcar, sal e gordura por alimentos mais saudáveis e igualmente deliciosos, comer bem se torna um prazer.

O tal do colesterol

Colesterol: todos o conhecemos das propagandas de TV, sobretudo as que mostram gente bonita e feliz comendo margarina. Para ser mais exato, comendo margarina com um percentual especialmente baixo de colesterol, a substância que, ao que parece, é tão prejudicial para o sistema cardiovascular.

Quando eu perguntava a amigos e conhecidos sobre que alimentos eles evitavam por medo do colesterol, a maioria respondia manteiga e ovos. Isso não me surpreende. Quando criança, seguindo a tradição da época, na Páscoa meus pais faziam ovos cozidos, pintavam-nos e os escondiam pela casa. Eu os procurava e comia os que encontrava. Será, então, que aquele monte de ovos cozidos afetou minha saúde a longo prazo?

O colesterol é visto como algo que as pessoas que desejam ter uma vida saudável precisam banir por completo da dieta. Porém, ele em si é uma substância do nosso corpo importante para a sobrevivência. Uma de suas funções é ajudar a manter a membrana plasmática das células do corpo. Se a membrana não tiver colesterol suficiente, acabará perdendo a estabilidade.

Além disso, o colesterol se une a certas proteínas para transportar substâncias semioquímicas (substâncias mensageiras) para dentro e para fora das células. Também tem papel importante na digestão, pois serve como molécula precursora para a bile formada no fígado, armazenada na vesícula biliar e, depois de uma refeição farta, liberada no intestino delgado para auxiliar na digestão da gordura.

Se houver pouca bile disponível, a gordura não será absorvida no intestino e será descartada sem ser digerida. A consequência é esteatorreia (termo médico pomposo para gordura nas fezes), que em geral surge acompanhada de dor de barriga e flatulência.

Como você pode ver: nossa vida seria muito chata sem o colesterol – e nada sexy, pois o corpo depende do colesterol até para a produção de hormônios sexuais. Portanto, no fim das contas, a suposta "substância terrível" não é tão prejudicial quanto dizem.

Certa vez, Paracelso, o médico, físico e astrônomo suíço da Idade Média, disse: "Todas as coisas são venenos, não existe nada que não seja veneno. A única diferença entre veneno e remédio é a dosagem correta." Ele tinha toda razão. Esse princípio também se aplica ao colesterol. Mas por que uma substância tão útil ao organismo é tão odiada e tem tanta fama de perigosa?

O fígado é capaz de produzir quase 90% do colesterol necessário ao nosso organismo; os 10% restantes nós obtemos na dieta. Sem o colesterol, a vida não poderia existir, mas isso não significa que seu excesso seja bom. Níveis elevados de colesterol ao longo de um período mais prolongado provaram ser um fator decisivo para o surgimento da doença cardiovascular, cujas consequências mais sérias são infartos do miocárdio, AVC e doença arterial periférica.

Mas o que exatamente o colesterol tem a ver com isso tudo? O melhor ponto de partida para essa explicação está em sua estrutura. Sempre que eu me sinto frustrado ao pensar no tamanho do meu flat, eu penso no colesterol. Por quê? Porque eu morro de vontade de viver em um apartamento maior: sala de estar, quarto, cozinha, banheiro, uma bela vista para as montanhas em um bairro de luxo... esse seria o lar dos meus sonhos. Para comprar a propriedade que eu tenho em mente, eu teria que vender tudo o que possuo, inclusive, provavelmente, a minha alma para o diabo.

Mas voltemos ao colesterol. Em termos básicos, sua estrutura molecular é composta de anéis e cadeias de carbono, alguns átomos de hidrogênio e um átomo de oxigênio. Seu formato é idêntico ao da planta da casa dos meus sonhos: três anéis de seis lados de carbono, que correspondem ao quarto, à sala e à cozinha; um anel de carbono menor, com cinco lados, que representa o banheiro; e, além dele, a vista para as montanhas. Essa técnica mnemônica me ajuda a lembrar o formato da cadeia molecular do colesterol, o que é útil, pois o colesterol é importante não só para o corpo, mas também para as provas de bioquímica na faculdade. E, claro, também é importante para todos os que se interessam pelo coração e suas doenças.

Como já mencionei, quase todo o colesterol necessário ao corpo é produzido no fígado, e o restante precisamos adquirir com a alimentação. E quando o organismo consegue uma quantidade suficiente de colesterol, tem muita dificuldade para se livrar dele, como um acumulador que junta tanta tranqueira que mal consegue viver no meio da bagunça.

Para aliviar a barra do organismo, devo dizer que ele gostaria de reciclar o excesso: grande parte do colesterol que chega ao intestino via bile para auxiliar na digestão de gordura é reabsorvido pelo organismo pouco antes da "última saída" do corpo e volta para a corrente sanguínea. Mas ele não conseguiria fazer isso sem ajuda. Assim como uma criança a caminho da escola, alguém precisa levar o colesterol pela mão.

O colesterol parece a casa dos meus sonhos.

Certas lipoproteínas (moléculas compostas de proteína e lipídio) – as lipoproteínas de alta densidade (HDL, *high density lipoprotein*) e as de baixa densidade (LDL, *low density lipoprotein*) – ajudam o colesterol a pegar o caminho de volta para a corrente sanguínea. A LDL acompanha o colesterol do fígado até os órgãos, enquanto a HDL o auxilia no caminho de volta para o fígado. O HDL-colesterol também é chamado de "colesterol bom", e o LDL, de "colesterol ruim". Eles têm esses apelidos porque o fígado não só produz colesterol, mas também o degrada. E, como a HDL leva o colesterol para ser desfragmentado no fígado, ele é considerado um veículo de transporte mais útil, ou seja, o "bom".

Quando o paciente tem uma doença como a hipercolesterolemia familiar, a quantidade de receptores de colesterol no fígado é reduzida. Com isso, menos colesterol é desfragmentado no fígado e ele volta à corrente sanguínea em maior quantidade. Há, então, um aumento do colesterol ruim na corrente sanguínea. Quando essa condição se alia a fatores de risco como o tabagismo, a pressão alta ou o diabetes, aumentam as chances de que o colesterol em excesso se acumule na parede já danificada dos vasos sanguíneos, formando as placas que "calcificam" os vasos e podem até entupi-los por completo, causando aterosclerose.

A quantidade máxima de colesterol ruim na corrente sanguínea varia de pessoa para pessoa, devendo ser avaliada caso a caso por um médico. Ele vai averiguar o risco para o sistema cardiovascular do paciente, e quanto mais alto for, menor precisará ser o valor máximo do LDL-colesterol. Em números concretos: se o paciente tem no máximo um fator de risco, o valor do LDL-colesterol deve ser de, no máximo, 160 miligramas por decilitro de sangue (ou 4,1 milimoles por litro). Respeitado o limite, o risco para a saúde é baixo. No caso de dois ou mais fatores de risco, o colesterol ruim não deve ultrapassar 130 miligramas por decilitro (3,4 milimoles por litro). Mesmo abaixo desse limite, o coração e os vasos de quem tem dois ou mais fatores de risco devem ficar atentos, pois a probabilidade de adoecer é maior. Os indivíduos que já sofreram infarto ou são diabéticos têm alto risco de desenvolver uma doença cardiovascular. No caso deles, o valor máximo para o LDL-colesterol é de 100 miligramas por decilitro (2,5 milimoles por litro), bastante baixo.

Quem fuma como chaminé, tem pressão arterial alta e histórico familiar com muitos problemas cardíacos, convive com uma doença vascular ou um distúrbio na metabolização de gorduras ou talvez já tenha sido vítima de um infarto está no grupo de maior risco. O LDL-colesterol das pessoas desse grupo deve ser mantido o mais baixo possível, cerca de 70 miligramas por decilitro (1,8 milimol por litro). Nesses casos, a propaganda de margarina tem razão: a alimentação deve ser o mais pobre em colesterol possível, com menos gordura e mais fibra. A quem está nesse grupo aconselha-se praticar esportes com regularidade para controlar a degeneração dos vasos.

Infelizmente, porém, nem todos os pacientes conseguem regularizar os níveis de colesterol com essas medidas. As últimas alternativas são uma terapia de diálise para colesterol, em que o colesterol é filtrado do sangue por meio de máquinas, ou medicamentos conhecidos como estatinas, ou inibidores de HGM-CoA redutase, que diminuem a síntese de colesterol no fígado.

Mas e o ovo? Precisamos bani-lo da frigideira para sempre? Não. Em uma declaração sobre o tema, a Associação Alemã de Cardiologia deu sinal verde para o ovo. O mais importante é ter uma alimentação equilibrada. A recomendação é – surpresa! – procurar se aproximar da cozinha mediterrânea, ou seja, comer muitas hortaliças, saladas, frutas e produtos integrais. A Sociedade Americana do Coração fez uma declaração mais concreta, dizendo que comer dois ovos por semana não faz mal ao coração. Mas cada pessoa é de um jeito, e o ponto-chave é saber a capacidade do organismo de eliminar o colesterol, que basicamente é determinada pela genética. Portanto, como precaução, quem já sofre de uma doença cardiovascular, por exemplo, deve comer menos ovos do que os outros.

Doce por natureza

Eu cresci em um bairro à beira de uma floresta. Na época, eu e meus amigos construíamos cabanas no meio do mato e passeávamos de bicicleta pela vizinhança. Gastávamos a mesada em doces e refrigerantes numa banquinha à beira da floresta e estocávamos tudo no nosso esconderijo secreto. Mas nossas provisões nunca duravam muito tempo: em geral, à noite tudo já havia sido devorado, e tínhamos picos de açúcar e cafeína.

Na época, eu não via problema algum em comer doces e tomar refrigerante escondido. Mas a minha mãe, que ficava se perguntando por que eu tinha tanta dificuldade para dormir à noite, via. Certo dia, eu e meus amigos estávamos passeando pela floresta quando fizemos uma descoberta interessante: algo que lembrava uma seringa. Não nos arriscamos a tocar o objeto misterioso, pois, na escola, viviam dizendo que nesses casos é melhor não pôr a mão no objeto e chamar um adulto. Por isso, fomos de bicicleta até a casa de um dos amigos e relatamos nossa descoberta enigmática aos pais dele.

Nas duas semanas seguintes, a "descoberta da seringa" foi o principal assunto na vizinhança. Havia viciados em drogas perto de nós! Um verdadeiro drama de cidadezinha. O que me deixou mais surpreso, porém, foi a descoberta de que não se tratava de uma "seringa de drogas": uma menina diabética da vizinhança havia perdido a seringa com insulina que sempre levava consigo. Esse foi meu primeiro contato com o diabetes.

Até então, eu nem imaginava que o açúcar podia causar mais que cáries e sobrepeso. Desde que descobri esses perigos – e também porque minha mãe ficava no meu pé –, passei a escovar os dentes regularmente. Além do mais, eu não era gordo, pois eu e meus amigos passávamos o tempo todo andando de bicicleta pra lá e pra cá. Na época, foi minha mãe quem me explicou que o consumo excessivo de açúcar pode causar outros efeitos no corpo.

O termo "diabetes" compreende uma série de doenças metabólicas cuja característica em comum é a presença de açúcar na urina. Geralmente, ela é notada quando o paciente começa a sentir sede anormal e passa a ingerir líquidos de maneira exagerada. A forma mais conhecida é a diabetes melito.

Essa doença é descrita já em papiros do Egito Antigo, mas o nome só surgiu mais tarde, quando se começou a investigar a cor, o cheiro e a consistência da urina. Na época, como era possível descobrir o teor de açúcar na urina, se não havia laboratório ou tiras de teste? Bom, a resposta é tão simples quanto nojenta. Em suma: o termo "melito" (que vem do latim e quer dizer "adoçado como mel") significa que a urina do diabético é adocicada.

Para compreender o que acontece durante a digestão do açúcar e quais as consequências do aumento do nível de açúcar no sangue para nosso sistema cardiovascular, imagine que você é um pão integral e que está na mesa de jantar, prestes a ser comido. Você é composto por proteína, pouquíssima gordura, algumas fibras, mas, principalmente, água e carboidratos, ou seja, cadeias de açúcar de tamanhos variados. Assim que chega à boca, é mastigado e embebido em saliva. Imediatamente, as enzimas começam a quebrar as cadeias de açúcar, transformando-as em blocos de construção individuais, sobretudo dissacarídeos. Isso explica por que você sente um gosto adocicado quando mastiga o pão por um tempo.

Escorregadio por causa da saliva e já reduzido a uma pasta, desce pela garganta, passa pela faringe, cruza o estômago e, enfim, chega ao duodeno, a primeira parte do intestino delgado. Antes de serem absorvidos pela parede do intestino, os dissacarídeos são separados em suas duas subunidades. Quando falamos em níveis de açúcar no sangue, estamos falando da glicose, que, por surtir efeito especialmente rápido, é nossa mais importante fonte de energia. Por isso, o excesso de glicose no sangue nos faz sentir poderosos e fervendo de energia, mas aqui também vale a máxima: nada em excesso é saudável: em longo prazo, o excesso de glicose no sangue prejudica nossos órgãos e vasos sanguíneos.

A urina tem gosto doce quando a glicemia ultrapassa o que chamamos de limiar renal. Sob circunstâncias normais, a urina não contém nenhum açúcar, pois todo o açúcar é reabsorvido nos rins antes de chegar à bexiga. Isso, porém, só acontece quando o nível está abaixo do limiar, que é cerca de 180 miligramas por decilitro de sangue. Com o tempo, o excesso de glicose no sangue aumenta o risco de inflamação das paredes dos vasos sanguíneos e o de fechamento de artérias menores. O ideal é que a concentração de glicose no sangue esteja entre 70 e 100 miligramas por decilitro antes das refeições, e entre 90 e 140 miligramas por decilitro após as refeições.[18] Isso corresponde a cerca de uma colher de chá de açúcar dissolvido em cerca de 5 a 6 litros de sangue.

Quando o metabolismo da glicose funciona bem, a glicemia sempre varia entre esses valores, mesmo quando ingere muito açúcar ao comer um bolo com cobertura durante o dia e não se alimentar à noite, enquanto dorme. Para manter essa uniformidade, o corpo usa um truque simples: forma uma reserva de

---

[18] Miligrama por decilitro (abreviação: mg/dl) é uma unidade estranha, um tanto antiga, que se utiliza ainda em poucos países, como Estados Unidos, França e Japão, mas também em parte de Berlim e da Alemanha Ocidental. Na maioria dos países – e também na Alemanha Oriental – utiliza-se a unidade internacional milimol por litro (abreviação: mM). Nesse sistema de medida, os valores limites antes da refeição são de 3,9 a 5,5 mM; e após a refeição, de 5,0 a 7,8 mM.

glicose quando o nível está alto demais e libera a substância no sangue se o nível estiver baixo.

Para isso, o organismo conta com a ajuda de dois hormônios fundamentais: a insulina e o glucagon, produzidos nas ilhotas de Langerhans, grupos de células independentes dentro do pâncreas. E uma tem efeito oposto à outra: a insulina, cujo nome vem de ilha em latim (*insula*), é produzida pelas células beta das ilhotas de Langerhans e liberada na corrente sanguínea. Ela faz as células consumirem ou armazenarem mais glicose, ou transformarem a substância em gordura.

Talvez essa terceira alternativa não pareça muito agradável, pois quem quer ter mais gordura no corpo? Mas, sem a insulina, depois de uma farta refeição o índice de açúcar no sangue iria às alturas, o que seria péssimo para os vasos sanguíneos. Para evitar que a glicose continue na corrente sanguínea, a insulina a transforma em glicogênio e a deposita no fígado.

É assim, portanto, que a insulina reduz o nível de açúcar no sangue, em um processo que não tem limites. Se deixássemos, ela reduziria a concentração de glicose no sangue a ponto de termos uma grave hipoglicemia (falta de açúcar na corrente sanguínea). É quando entra em cena o glucagon, que frustra os planos da insulina e evita que a quantidade de açúcar no sangue caia a um nível crítico. Como já falei, ele também é produzido nas ilhotas de Langerhans, no pâncreas, mas nas células alfa. O glucagon libera o açúcar armazenado no fígado ou, em caso de emergência, é capaz até de criá-lo.

Isso é possível porque o corpo humano não tem a menor dificuldade em produzir açúcar a partir dos produtos finais dos metabolismos muscular e proteico. Esse processo é tão eficiente que, em tese, é possível até permanecer vivo por um tempo sem ingerir nenhum grama de açúcar externo. O corpo de um adulto precisa de aproximadamente 200 gramas de glicose por dia. Dessa quantidade, 75% – ou seja, 150 gramas – são consumidos pelo cérebro. A maior parte do que sobra vai para os glóbulos vermelhos, onde fornecerão energia. Dessa forma, depois de alguns dias de jejum em uma ilha deserta, sua taxa de açúcar no sangue cai perigosamente, até chegar ao ponto da hipoglicemia. No entanto, felizmente isso não chega a acontecer, pois, quando o nível de açúcar no sangue (glicemia) atinge um limite crítico de cerca 60 miligramas por decilitro, as células do coração, do cérebro, dos músculos e, principalmente, do fígado e do córtex renal são induzidas a produzir a glicose faltante. Por dia, o corpo é capaz de produzir de 180 a 200 gramas de açúcar. É por isso que o nível de açúcar geralmente não cai a menos de 60 miligramas por decilitro.

Esse sistema engenhoso é quase bom demais para ser verdade, mas infelizmente também é bastante suscetível. Embora o corpo libere insulina no sangue para evitar taxas perigosamente altas de glicose, essa proteção cria alguns efeitos colaterais negativos. O aumento da produção de insulina provoca, por exemplo, o aumento do armazenamento de gordura e água no organismo, da taxa de colesterol no sangue e, acima de tudo, da pressão arterial. Além disso, quando a insulina é secretada em quantidades excessivas, as células se tornam cada vez mais insensíveis aos seus efeitos, tornando-se imunes a ela. Por isso, da próxima vez que você ingerir algum alimento com bastante açúcar, seu organismo terá que liberar mais insulina, dando início a um círculo vicioso sem fim.

Os carboidratos são essenciais para uma alimentação saudável, mas esse é apenas um lado da moeda. Em excesso, eles mais prejudicam do que ajudam. Está comprovado que o cérebro e os glóbulos vermelhos não podem abdicar da glicose, e é exatamente por isso que, ao longo da evolução, o corpo criou um mecanismo tão incrível como a síntese de glicose (gluconeogênese) a partir dos restos do metabolismo proteico. Por isso, a recomendação é evitar bolos de chocolate, refrigerantes e outras bombas açucaradas, por mais difícil que seja.

Como muitos não têm conseguido seguir esse conselho, cada vez mais pessoas estão propensas às consequências do consumo excessivo de carboidratos. Por isso, sua pressão arterial aumenta, os níveis de colesterol vão parar na estratosfera e a gordura abdominal – que, aliás, pode ter origem não só nas idas frequentes a bares, mas também no estresse exagerado[19] – piora sua aparência.

Quem consome muitos carboidratos e, por isso, torna suas células cada vez mais resistentes à insulina está no caminho certo para o diabetes tipo 2, o tipo que é adquirido, e não congênito. Muitos acreditam que este seja um tipo de diabetes restrito a adultos, mas a verdade é que a obesidade e o sedentarismo têm causado um aumento drástico no número de jovens com esse tipo de diabetes, que tem ganhado proporções epidêmicas: quase 90% dos diabéticos do mundo são do tipo 2, isso sem contar os cerca de 200 milhões de pessoas que têm a doença mas ainda não foram diagnosticadas por não apresentarem os sintomas. (Segundo o Portal Brasil, mais de 90% dos diabéticos brasileiros são do tipo 2.)

O diabetes é causado pela incapacidade do pâncreas de produzir a quantidade necessária de insulina, aumentando a taxa de açúcar no sangue. Mas por que isso é um problema, se basta o paciente tomar comprimidos ou injetar insulina para resolver isso? A resposta decepcionante é que os pacientes que injetam insulina têm, de fato, uma queda na taxa de açúcar no sangue, porém têm um aumento da pressão arterial, do nível de colesterol e da gordura corporal, elevando o risco de

---

[19] Veja "Coração de Bela Adormecida", a partir da página 209.

danos aos vasos sanguíneos por todo o corpo, o que, por sua vez, faz crescer a chance de infarto, derrame e – sim, até o mais impensável – problemas de ereção (disfunção erétil). Em um número considerável de pacientes, certas partes do corpo passam a ser tão mal irrigadas por sangue que precisam ser amputadas.

A primeira amputação que presenciei em um centro cirúrgico foi a da perna direita de um diabético, do joelho para baixo. Na verdade, a perna dele nem estava mais inteira, pois três anos antes ele já havia amputado três dedos do pé e, um ano depois da primeira cirurgia, ele perdeu metade do pé. Não é possível interromper esse círculo vicioso mesmo com a injeção de doses altas de insulina – a única solução em longo prazo é seguir uma dieta pobre em carboidratos. Esta é a melhor solução para minimizar os danos causados pelo diabetes. O problema é que, embora a maioria dos diabéticos saiba disso, muitos deles têm enorme dificuldade em manter uma dieta rigorosa.

Para manter a disciplina necessária, é preciso consultar-se regularmente com um endocrinologista e uma nutricionista. Com o médico, o paciente pode desenvolver dietas, identificar alimentos ricos em carboidratos escondidos na alimentação e, sobretudo, confessar os pecados açucarados cometidos nas últimas semanas. E é melhor confessar, porque, pelo exame de sangue, o médico sabe se você andou pecando.

Esse tipo de exame não revela apenas o nível de açúcar no sangue, mas também o nível de HbA_{1c} – forma especial de hemoglobina à qual a glicose se liga (e permanece ligada). Se há um aumento da glicemia, encontramos mais HbA_{1c}. Calculando a razão entre a hemoglobina HbA_{1c} e as outras, é possível descobrir se o paciente comeu o que não devia entre as últimas 4 e 12 semanas. Ou seja: não adianta nada fazer uma visita secreta à lanchonete na calada da noite.

Isso faz com que os pacientes mudem de mentalidade, e, ao notarem os primeiros resultados positivos da disciplina – mesmo com as limitações alimentares –, muitos mantêm a dieta mesmo sem a ajuda do médico.

Pense no organismo como uma xícara de café. Tudo bem acrescentar um pouco de açúcar, mas o excesso estraga. E, se o indivíduo tem outros fatores de risco, o corpo – sobretudo o coração – passa a correr grande perigo. Se além de problemas no metabolismo do açúcar ele tem pressão alta, desequilíbrio lipoproteico e obesidade central – a barriguinha de cerveja –, forma-se o "quarteto fatal", os quatro cavaleiros do Apocalipse. A síndrome metabólica – termo que agrupa esse conjunto de fatores de risco – representa, junto com o tabagismo, os mais importantes fatores de risco para o desenvolvimento de doenças cardiovasculares.

A síndrome metabólica é muito mais comum nos países desenvolvidos do que em regiões estruturalmente menos avançadas. Mas por que isso acontece? Bem, por causa de nosso estilo de vida, acima de tudo da alimentação. A situação se agrava quando, além da má alimentação (rica em carboidratos), o indivíduo é sedentário e fumante: o sedentarismo e o tabagismo são as duas principais causas dessa condição.

Comer demais constantemente causa obesidade e aumenta a resistência das nossas células à insulina. O maior perigo está na gordura abdominal, pois ela é composta de células adiposas entre os órgãos. Quando a gordura é degradada, surgem, entre outras substâncias, os ácidos graxos livres, que entram na corrente sanguínea e tornam as células dos músculos e do fígado insensíveis à insulina. Resultado: o nível de açúcar no sangue vai às alturas, além de todas as consequências negativas que isso acarreta.

6

MEU CORAÇÃO, NÃO SEI POR QUÊ...

O sistema de condução elétrica, a arritmia, a reanimação e o transplante cardíaco

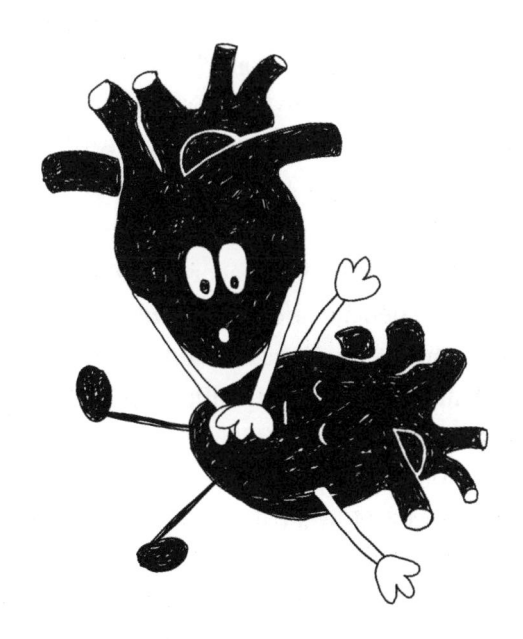

Britadeira no peito

Uma conhecida limitação patológica que prejudica a função cardíaca é a arritmia – irregularidade nos batimentos cardíacos. Um coração saudável se contrai de modo incansável em ritmo contínuo, não importa se estamos acordados ou dormindo, praticando exercícios ou relaxados. O coração nunca dorme. Se você ouvir seu coração com atenção pode até sentir seu ritmo diminuir quando descansa após fazer um esforço físico.

Os médicos chamam o que acontece dentro do peito durante o esforço físico de "taquicardia", que significa simplesmente "batimento rápido do coração" ("rápido", neste caso, significa mais de 100 batimentos por minuto). O contrário da taquicardia é a bradicardia, que descreve uma frequência inferior a 60 batimentos por minuto.

No entanto, o coração pode bater bem mais devagar do que isso. Por exemplo, logo depois de acordar de manhã. Mesmo ao longo do dia, a frequência cardíaca – também conhecida como pulsação em repouso – pode ficar abaixo de 50 batimentos por minuto. Isso é muito comum entre atletas de alto nível, cujo coração bem treinado não precisa bater rápido com o corpo em repouso para bombear sangue e oxigênio suficientes. O contrário acontece com quem está fora de forma ou enfraquecido por alguma doença.

Além dos níveis de condicionamento físico, a frequência cardíaca também muda de acordo com nosso humor e estado emocional, como notei em mim mesmo há pouco tempo, quando estava a caminho de uma reunião e fiquei preso em um engarrafamento. Durante essa pausa forçada, eu tive tempo de ouvir meu coração: no começo, batia tranquilamente, mas depois começou a ficar mais rápido, pois eu mal avançava durante o sinal verde e estava preocupado com o horário da reunião, que estava se aproximando. Até que ele, enfim, começou a palpitar, como se eu tivesse uma britadeira no peito.

Mas o que significa quando seu coração começa a palpitar dessa forma sem motivo aparente, ou seja, quando não estamos fazendo esforço físico nem estamos estressados? Quando estamos simplesmente descansando no sofá e ele palpita por 10 minutos? No geral, existe uma causa patológica que deve ser investigada por um médico, pois uma arritmia espontânea costuma ser indício de um problema cardíaco sério, que só pode ser diagnosticado por exames completos, e ainda assim não se trata de uma tarefa fácil para o médico, pois arritmias curtas raramente acontecem no consultório médico ou mesmo na sala de exames, o que dificulta a avaliação.

De qualquer forma, é importante não desanimar nem se envergonhar, mas descrever seus sintomas da maneira mais exata possível. Com que frequência seu coração começa a palpitar sem motivo aparente? O tipo e a duração da palpitação são sempre iguais? Ela começa de forma rápida e repentina, ou a frequência cardíaca aumenta devagar? Ela para também de repente ou ao poucos, numa espécie de *decrescendo*? Essas crises duram poucos minutos ou horas? E uma pergunta especialmente importante para o serviço de emergência: o coração está acelerado mas batendo com regularidade, ou está batendo de forma irregular e mais de 100 vezes por minuto? Ou seja, não é tum-tá, tum-tá, tum-tá, mas, por exemplo, tum-tá – pausa – tum-tá, tum-tá – pausa – tum-tá – pausa – tum-tá, tum-tá?

Se os batimentos cardíacos estão irregulares, é fundamental realizar um ECG, pois sintomas como falta de ar ou dores no peito, além da arritmia, podem ser indicativos de infarto. Mas isso não significa que todo mundo cujo coração esteja batendo de forma irregular precisa ter medo de infarto. Em geral, o infarto está, sim, relacionado aos batimentos irregulares, mas essa condição nem sempre significa que o paciente está sofrendo um infarto. É possível até que indivíduos totalmente saudáveis sintam pausas curtas ou outras irregularidades.

Só é considerado arritmia quando esses lapsos se tornam rotina ou quando o coração bate totalmente fora do ritmo. Isso não significa, de modo algum, que o paciente esteja sofrendo alguma ameaça ou correndo risco de vida, mas, ainda assim, a arritmia atrapalha o dia a dia, sobretudo quando reduz a capacidade física para tarefas cotidianas, como preparar café pela manhã ou subir escadas. Por vezes, ela causa também tontura ou mal-estar, sendo incômoda de qualquer forma. Pude verificar isso de perto em uma chamada de emergência ocorrida há alguns anos, nas proximidades da minha cidade natal.

Informações recebidas: paciente homem, 69 anos, ferimento na cabeça.

Tom está dirigindo feito um louco, e só tira o pé do acelerador quando nos aproximamos do endereço, para que eu possa procurar o número da casa pela janela.

– É aqui! – grito, e imediatamente meu colega para a ambulância.

Um idoso está parado à porta comprimindo uma toalha encharcada de sangue contra a testa. Ele nos pede para ir à cozinha. Um espaço moderno, todo de aço escovado, com uma enorme mesa de madeira no centro. Os azulejos brancos da cozinha estão salpicados de sangue. Enquanto Tom recolhe os primeiros dados, dou uma olhada na testa dele. Um corte de mais ou menos 2 centímetros de comprimento. Rapidamente eu ponho uma atadura na cabeça.

O homem conta que apagou de uma hora para outra e, quando se deu conta, estava caído no chão. Durante a queda, ele deve ter batido a cabeça na quina da mesa. Meu colega mede a pressão sanguínea e sente o pulso.

– Pulsação facilmente palpável, frequência normal, mas arrítmica – resume ele, olhando ansioso para mim.

Arritmia. Isso significa que preciso preparar o aparelho de ECG. Coloco os eletrodos no homem e uma linha surge na tela. Tom e eu observamos com cuidado e chegamos à mesma conclusão: o paciente tem arritmia, mas nenhuma outra anormalidade. Decidimos levá-lo para o hospital sem chamar o médico emergencista.

Avaliar esse tipo de disfunção cardíaca é como andar na corda bamba. A condição do paciente é estável ou instável? O coração está batendo cada vez mais rápido ou mais lento? O traçado do ECG muda constantemente? E o principal: como o paciente está reagindo? É possível transportá-lo com segurança? Nesse caso específico, a conjuntura era clara: o homem estava alerta; a circulação, estável; e o sangramento, sob controle. O único motivo de preocupação era a arritmia. Ao mesmo tempo, ela também era a solução da charada, pois depois de excluir a possibilidade de infarto agudo com elevação do segmento ST, temos certeza de que a arritmia foi a causa de seu apagão: acontece que, às vezes, o tempo entre dois batimentos no coração é tão grande que o cérebro não recebe oxigênio por 1 ou 2 segundos, o paciente perde a consciência, mas a recupera quando bate no chão.

Em geral, esse tipo de ocorrência não gera risco de vida, mas a chance de a pessoa se machucar é grande. Portanto, caso isso aconteça com você, é fundamental procurar um médico para descobrir como controlar o problema.

Eu nem considero o tipo mais comum de arritmia uma condição clínica. Trata-se da extrassístole, na qual, em vez de sair correndo acelerado, o coração dá um leve tropeço. Uma extrassístole é uma contração adicional da musculatura cardíaca que não se encaixa no ritmo dos batimentos regulares. Quase nunca causa apagões momentâneos. Para o paciente, o pior efeito é a sensação do batimento seguinte à extrassístole: às vezes, parece um tiro de canhão no peito, o que pode ser apavorante. A verdade, porém, é que a extrassístole não representa problema algum para pessoas saudáveis.

Nesses casos, às vezes é aconselhável realizar uma leitura de 24 horas do coração do paciente com um aparelho de ECG móvel que ele carrega acoplado ao próprio corpo por um dia. Com o resultado em mãos, o médico pode avaliar o traçado e buscar pistas para o diagnóstico preciso, que talvez leve a uma recomendação de mudança na alimentação, à prescrição de medicamentos ou, talvez, até um procedimento chamado ablação por cateter.

Na ablação por cateter, um cateter é introduzido em um vaso sanguíneo da virilha até o coração. Com isso, é possível atrofiar as áreas danificadas que estão causando a arritmia. Dependendo da parte do músculo cardíaco afetada, a intervenção pode ser rápida ou durar horas. É possível haver complicações durante o procedimento, como danos a vasos sanguíneos ou infecções, mas elas são raríssimas. Em geral, a intervenção ocorre com anestesia local e a alta ocorre no dia seguinte.

Segundo o Relatório Alemão do Coração de 2010 (uma análise anual de determinadas doenças cardíacas e seus tratamentos), foram realizadas 44 mil ablações na Alemanha naquele ano. O procedimento pode tratar diversos distúrbios rítmicos do coração, como a fibrilação atrial – condição em que os átrios se contraem de forma descontrolada. Segundo um estudo espanhol, três em cada quatro pacientes submetidos à ablação continuavam "sem fibrilar" um ano após a intervenção.

Vale ressaltar que essas arritmias não são, de forma alguma, restritas a pacientes idosos: também são relativamente comuns em homens e mulheres mais jovens.

Coração festeiro em perigo

Um coração humano saudável é uma máquina azeitada, acionada por diversos motores que trabalham em perfeita harmonia. São eles: os nós sinusais, os nós atrioventriculares, o feixe de His e as fibras de Purkinje. Juntas, essas partes formam uma espécie de marca-passo que produz sinais elétricos e os transfere para o músculo cardíaco, fazendo-o trabalhar, ou seja, contrair. Daqui a pouco vou falar sobre a fantástica sofisticação desse sistema. Mas, primeiro, vou examinar os componentes individuais do mecanismo de condução elétrica do coração.

Nessa rígida hierarquia, o principal elemento que dita o ritmo cardíaco é o nó sinusal. Ele determina a frequência e a regularidade dos batimentos cardíacos. Nos casos de quem sofre de pressão alta ou tem uma falha de valva cardíaca, uma doença muscular no coração ou hipertireoidismo, é possível que a musculatura do átrio deixe de seguir as instruções do nó sinusal. Quando isso acontece, os músculos atriais param de trabalhar de maneira contínua e ritmada e começam a se contrair e se dilatar de modo descoordenado.

A consequência é a já mencionada fibrilação atrial. No entanto, esse não é o único efeito grave dessas condições: a condução dos impulsos elétricos na direção do ventrículo também sai de controle, fazendo não só com que os átrios comecem a se contrair de maneira improdutiva, mas provocando uma irregularidade na pulsação cardíaca. Os médicos chamam esse caso de arritmia absoluta.

Imagine que sua pulsação ultrapasse 100 batimentos por minuto sem que você tenha praticado qualquer atividade física. A respiração fica difícil, uma verdadeira luta, e você começa a sentir medo. Parece que alguma coisa está comprimindo seu peito, o suor escorre pela sua testa e então, de repente, você volta a se sentir bem, como se nada desagradável tivesse acontecido. O que você acabou de vivenciar não foi um infarto – também não foi fruto da sua imaginação –, mas uma fibrilação atrial. Nesses casos, para acabar com qualquer dúvida, os médicos emergencistas fazem uma leitura do ECG.

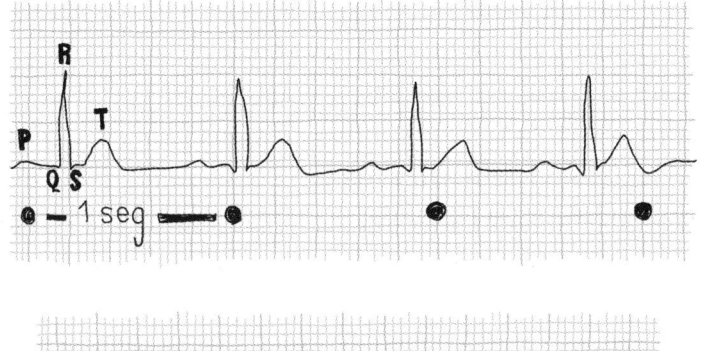

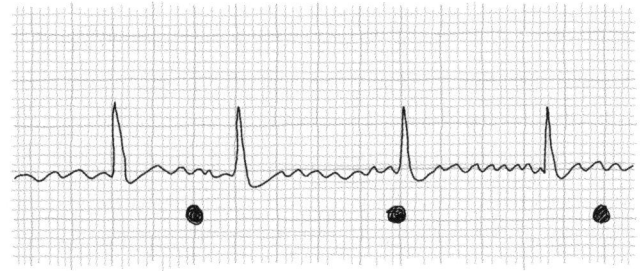

O **ritmo sinusal** (acima) indica que o coração está funcionando normalmente.
A diferença para a **fibrilação atrial** (abaixo) é muito clara.

A fibrilação atrial não representa um grande risco de vida, mas, ainda assim, suas consequências podem ser perigosas. O maior risco é que a corrente sanguínea se torne mais turbulenta nos átrios, onde o sangue pode coagular. Os coágulos podem ser levados pela corrente sanguínea para a circulação e perambular pelo sangue até pararem em um vaso cujo calibre é menor do que seu diâmetro, bloqueando a entrada. O coágulo – ou trombo – se transforma em uma rolha vascular, reduzindo ou até impedindo a irrigação de determinadas partes do corpo. Caso isso aconteça no cérebro, o resultado é um AVC; nas artérias coronárias, um infarto; e na artéria pulmonar, uma embolia. Sem cuidados emergenciais, pode ser o fim da linha.

O aumento da frequência cardíaca provocado pela fibrilação atrial é quase como uma corrida de resistência para o coração, e, assim como um corredor de longas distâncias que começa a se cansar, o músculo cardíaco começa a perder o fôlego, enfraquece cada vez mais até que, nos casos mais graves, simplesmente para de correr. Se a fibrilação durar dias ou mesmo semanas, o músculo cardíaco perde bastante força. A consequência é a já mencionada insuficiência cardíaca.

Mas por que algo assim pode ocorrer em uma máquina tão azeitada quanto o coração? Isso pode acontecer até com jovens, o que, aliás, não é raro. A verdade é que, além de causas como o infarto ou a insidiosa aterosclerose, há um gatilho para a fibrilação atrial cada vez mais frequente entre jovens. Estamos falando do abuso de bebida alcoólica. Como é muito comum que a condição se manifeste após períodos prolongados de férias ou épocas de festa, ela ganhou o apelido de "síndrome do coração festeiro".

Contudo, o etanol não é o único fator de risco para o surgimento da fibrilação atrial. Doenças na valva mitral, problemas e inflamações no músculo cardíaco ou simples envelhecimento também são causas comuns. E, mesmo que pessoas bem mais jovens sejam afetadas pelo problema com certa frequência, a partir dos 50 anos o risco de desenvolver a condição aumenta em 50% a cada 10 anos. Indivíduos que sofrem de pressão alta são mais propensos a desenvolver essa condição – têm quase o dobro do risco de adoecer. No entanto, doenças aparentemente mais relacionadas ao pulmão do que ao coração, como a apneia do sono (interrupção da respiração durante o sono) também podem desencadear a fibrilação.

A fibrilação atrial é um dos motivos mais comuns de idas ao hospital ou consultas com o médico. O número de casos tem crescido, o que pode ter relação, entre outros fatores, com nosso estilo de vida ocidental. Felizmente, embora o número de casos tenha crescido, as opções de tratamento também. A expectativa de vida de pacientes que sofrem de fibrilação atrial aumenta continuamente. Pessoas com menos de 65 anos têm uma expectativa de vida semelhante à de pessoas sem arritmias. Isso também acontece porque anormalidades como essa têm sido identificadas e tratadas cada vez mais cedo, e essa mudança de postura é fundamental, pois cada episódio de fibrilação aguda aumenta a chance de que outro ocorra, até que o mal se torne crônico. A prática faz a perfeição, e, nesse caso, o coração aprende a ser mestre em fibrilação.

Se a fibrilação atrial durar uma semana ou mais, chamamos de fibrilação atrial persistente; neste caso, para retornar ao seu ritmo normal, o coração passa a precisar de ajuda, que pode vir de diversas formas, como remédios que regulam o ritmo cardíaco ou a cardioversão – um método mais bruto no qual o coração volta ao ritmo normal com descargas elétricas fracas, mas eficazes.

Caso não seja possível restabelecer o ritmo sinusal dessa maneira, sobram poucas possibilidades. A prioridade máxima passa a ser normalizar a frequência de pulso, que está alta. Os médicos fazem o que podem para reduzi-la a um nível razoável, mas existe a chance da formação de trombos, que é controlada com o afinamento do sangue, por exemplo, a partir do uso de anticoagulantes como a varfarina.

Se a terapia medicamentosa não surtir o efeito desejado, resta ainda a possibilidade de atrofiar os nós atrioventriculares do sistema de condução elétrica do coração e, assim, cortar a conexão elétrica entre os átrios e os ventrículos. O problema é que, com isso, as câmaras cardíacas passam a precisar da ajuda artificial de um marca-passo – um aparelho que restabelece e mantém a atividade rítmica do coração, substituindo o sistema de condução elétrica natural. É como uma vela de ignição adicional em um motor. Se as velas do coração não têm mais condição de pôr o motor para funcionar de forma adequada, o marca-passo o ajuda.

O marca-passo é composto por um estojo com bateria e até três condutores, que são chamados de eletrodos ou sondas. Eles são ligados ao músculo cardíaco e supervisionam os batimentos cardíacos. Quando ele fica lento demais ou tem um lapso, o marca-passo emite um impulso elétrico, fazendo o músculo cardíaco se contrair ou relaxar no ritmo correto, para que o órgão bata de forma estável e contínua. Se o marca-passo não agisse, o paciente correria o risco de desmaiar ou de ficar zonzo com frequência. Também é comum que o coração se contraia normalmente enquanto o paciente está descansando no sofá, mas, ao menor esforço físico, passe a trabalhar bem devagar. Nesses casos, o marca-passo é uma verdadeira bênção.

O primeiro marca-passo interno foi implantado com sucesso em um ser humano em 1958, na Suécia. Hoje existem vários modelos disponíveis. Dependendo da necessidade do paciente, o dispositivo pode ser implantado sob a pele (caso ele precise da ajuda contínua do marca-passo) ou ficar preso à pele (caso seja uma medida temporária) – portanto, nem sempre é preciso se submeter a uma cirurgia para sua instalação. Em muitos casos, basta grudar um eletrodo grande na pele sobre o coração, de onde ele emite descargas elétricas regulares. Nesse caso, porém, os impulsos precisam ser relativamente fortes, pois devem atravessar a pele e chegar ao coração. Por isso, em geral, utilizamos esses marca-passos externos (também conhecidos como "não invasivos") apenas em caso de emergência ou se, por algum motivo, ele precisa ser utilizado o quanto antes.

Outra maneira de estimular o coração é pelo esôfago, embora não seja muito comum. Os eletrodos são introduzidos pelo esôfago até chegarem à região cardíaca. O marca-passo, então, começa a emitir impulsos elétricos regulares para o coração. Como se trata de um método relativamente desconfortável para o paciente, essa técnica raramente é empregada.

Também é possível introduzir os eletrodos por uma veia até a metade direita do coração. Nesse caso, o marca-passo real fica fora do corpo. Esse tipo de estímulo intracardíaco serve apenas como uma solução temporária emergencial, pois qualquer ligação entre o interior e o exterior do corpo representa uma possível entrada para germes causadores de doenças, tornando o organismo mais propenso a infecções. Para manter os germes do lado de fora, o procedimento deve ser realizado sob condições assépticas.

Quando falamos de marca-passo cardíaco, em geral nos referimos ao aparelho implantado sob a pele ou sob os músculos do tórax. Parece um procedimento grave, mas, para o paciente, trata-se de uma intervenção relativamente inofensiva, que exige apenas anestesia local. Esse tipo de marca-passo possibilita que o coração do paciente se contraia de forma ritmada por um período que vai de 5 a 10 anos.

Mas, antes de precisar usar um aparelho desses, existem muitas maneiras de proteger o coração de arritmias. Um método muito bom é relaxar: por que não pegar leve no tempo livre? Desde que você não resolva aproveitar o feriado ou as férias para abusar da bebida o tempo todo, o risco de seu tempo livre virar sinônimo de preocupação é extremamente baixo.

Marca-passo naturalmente integrado

A musculatura do coração é composta por bilhões e bilhões de células que se contraem e se dilatam de forma alternada e incessante, produzindo os batimentos cardíacos – que nada mais são do que contrações musculares provocadas por impulsos elétricos.

Os impulsos são criados por um sistema sofisticado de células especializadas, que também os conduz até a musculatura cardíaca. Ao contrário de outras células, elas podem se ativar de forma autônoma, "sem ordens superiores". Assim, comportam-se como um workaholic que adora fazer hora extra sem precisar, para isso, tomar bronca do chefe.

O principal gerador de impulso, ou marca-passo principal, é o nodo sinusal, que você já conhece. Esse "maestro" é formado por um conjunto de células especializadas na região do átrio direito. Se eu tivesse de descrever sua posição exata, ficaria atrapalhado, quase como o GPS do carro quando enlouquece:

– Faça a curva para sair da veia cava e entrar no átrio direito. Seu destino está à esquerda.

Olho para a esquerda e não vejo nada.

– Por favor, vire-se – instrui a voz do aparelho.

Eu me viro.

– Seu destino está à direita.

Eu acabei de olhar para ali e não vi nada, mas tudo bem. Enfim... Olho de novo, com mais atenção, mas mesmo assim não encontro nada.

– Por favor, vire-se.

A raiva contra a voz sem corpo cresce, mas eu obedeço e continuo procurando.

– Você chegou ao seu destino.

Ah, que ótimo! Ainda não vi absolutamente nada. Mas, nesse caso, para variar, a culpa não é do GPS, porque o nó sinusal realmente fica próximo à entrada da veia cava superior, mas é quase indistinguível dos tecidos ao redor. O GPS só pode indicar em qual rua ele mora, mas não tem ideia do número da casa.

O nó sinusal trabalha de um modo totalmente independente, numa frequência que vai de 60 a 80 impulsos por minuto. Os sinais produzidos por ele chegam aos átrios, onde provocam a contração da musculatura. Pouco antes, as valvas entre átrios e ventrículos se abrem para que o sangue possa fluir. A contração dos átrios empurra mais alguns mililitros de sangue para dentro dos ventrículos. Quando eles ficam cheios, as valvas voltam a se fechar. Ao mesmo tempo, o nó sinusal conduz o sinal para o marca-passo secundário, o nó atrioventricular, ou seja, relativo ao átrio e ao ventrículo, cujo nome descreve sua localização aproximada, entre o átrio direito e o ventrículo direito. É conhecido como marca-passo secundário porque, assim como o nó sinusal, pode produzir impulsos elétricos de forma autônoma.

Se o nó sinusal para de funcionar em consequência de um infarto, o nó atrioventricular pode produzir de 40 a 50 impulsos elétricos por minuto e, com isso, manter o coração funcionando. Em um caso especial como esse, ele funciona como um gerador de emergência para manter os batimentos cardíacos, mas, no geral, ele não trabalha sozinho, apenas conduz os sinais que partem do nodo sinusal.

Quando é necessário substituir o nó sinusal, porém, o nó atrioventricular não começa a agir num estalo, mas com um certo atraso, chamado de "tempo de condução atrioventricular". Isso acontece para que as musculaturas atrial e ventricular não se contraiam ao mesmo tempo, mas uma logo após a outra. Primeiro os átrios se contraem e bombeiam sangue para os ventrículos. Só então os ventrículos se contraem e enviam o sangue para o sistema circulatório e/ou para os pulmões. Além disso, o nó atrioventricular funciona como uma espécie de "inspetor": quando necessário, ou seja, quando muitos impulsos chegam, ele pode bloqueá-los – como um leão de chácara de boate. Isso pode acontecer, por exemplo, durante uma fibrilação atrial.

Antes de o impulso do nó sinusal passar pelo nó atrioventricular e alcançar a musculatura cardíaca, ele passa ainda pelo feixe de His, que fica mais ou menos 1 centímetro abaixo do nó atrioventricular. O feixe de His recebeu o nome de seu descobridor, Wilhelm His, um cardiologista suíço. Assim como os nós sinusal e atrioventricular, o feixe de His é capaz de produzir seus próprios impulsos, em caso de necessidade. No entanto, sua frequência é de 25 a 40 impulsos por minuto, bem mais baixa que a dos outros dois ritmistas. Se os dois nós pararem, o feixe de His pode, como medida de emergência, assumir a função de gerar impulsos.

No caso de um coração saudável, o chamado "ritmo de escape ventricular" (a substituição dos nós sinusal ou atrioventricular) não acontece, pois o sinal de entrada normal do nó sinusal ou do nó atrioventricular sobrepõe a frequência do feixe, que obedece às instruções "dos superiores". Lembra a brincadeira do telefone sem fio, mas com pouca perda de informação. O feixe de His também é conhecido como marca-passo terciário – ou seja, na cadeia hierárquica, é a terceira estrutura geradora de impulsos do sistema de condução elétrica. De certa forma, o nó sinusal é o chefe, e o nodo atrioventricular, bem como o feixe de His, são funcionários de alto escalão, ditando e passando instruções enquanto são imitados.

O feixe de His se divide em dois, e nesse momento chegamos ao nível dos gerentes de divisão. Os impulsos elétricos são conduzidos do feixe de His através de sua bifurcação à esquerda e à direita localizada no septo cardíaco (a parede divisória do coração) até alcançar as fibras de Purkinje. Elas transmitem as descargas até a musculatura ventricular, que se contrai de imediato. Embora muito ramificada, essa rede não alcança todas as células musculares. Por isso existem, entre as células, conexões elétricas conhecidas como tecido de Purkinje ou ramos subendocárdicos, que funcionam como as sinapses entre as células nervosas, sendo capazes de conduzir as correntes quase imperceptíveis para garantir que cheguem a cada área da musculatura.

No coração saudável, o nó sinusal dita o ritmo dos batimentos cardíacos às outras partes do sistema de condução elétrica. Mas por que o impulso não se transfere diretamente dos átrios para a musculatura dos ventrículos, sobretudo quando qualquer exame mostra que essas duas áreas estão localizadas uma ao lado da outra? O motivo é o chamado esqueleto cardíaco, uma parede divisória de tecido conjuntivo entre a musculatura do átrio e a do ventrículo, impedindo a travessia dos impulsos elétricos. Afinal, o sistema de bombeamento depende da contração dos átrios primeiro, para que os ventrículos se contraiam logo depois. Um sistema bem sofisticado, não acha?

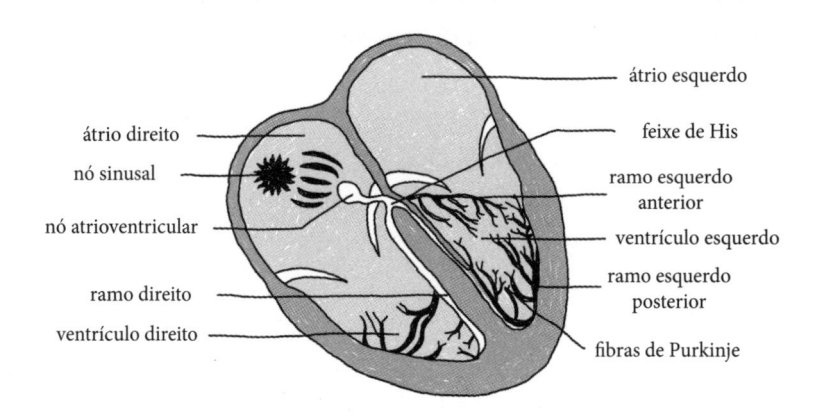

Uma representação do sistema de células estimuladoras e condutoras.

No entanto, além de o impulso elétrico não poder saltar direto da musculatura atrial para a ventricular, também é importante que o impulso corra de forma ordenada dentro das câmaras cardíacas. Imagine a tragédia que aconteceria se ele começasse a circular dentro de um ventrículo, ou ricocheteasse de um lado para outro. O coração nunca seria capaz de trabalhar de forma organizada e, portanto, de fornecer ao corpo o sangue de que ele precisa.

Por sorte, o coração saudável pode confiar em um fenômeno simples para evitar esse caos: quando as células musculares são estimuladas, precisam de um tempinho para poder reagir a um novo sinal. Por uma fração de segundo, as células ficam totalmente insensíveis a todos os impulsos elétricos. Se, nesse período mínimo, um impulso chega à célula, ele simplesmente se dissipa sem causar danos.

Dessa forma, o sistema de condução elétrica do coração é um marca-passo natural integrado ao órgão. Uma máquina sofisticada. Mas até as melhores máquinas podem quebrar e precisam de conserto. E, assim como acontece com os carros modernos, os médicos podem usar um dispositivo de detecção de erros para descobrir se o sistema de condução elétrica está trabalhando de forma adequada ou precisa de reparos.

Se você vê a torre da igreja, está perto do cemitério

O eletrocardiograma é, sem dúvida, a ferramenta de diagnóstico mais importante para cardiologistas e emergencistas. A palavra vem do grego: *eletro* significa eletricidade; *cardio*, coração; e *grama*, sinal registrado. É uma máquina que registra o sinal – ou grava – a atividade elétrica do coração na forma de linhas e curvas que são impressas numa folha de papel ou exibidas numa tela. Como já expliquei, os músculos cardíacos reagem a impulsos elétricos, e essa atividade pode ser detectada e registrada. Para isso, colamos eletrodos na caixa torácica do paciente, e eles registram as atividades elétricas das fibras musculares cardíacas, ou, para ser mais preciso, as mudanças de voltagem. É essa medição que aparece na tela ou é impressa na folha de papel.

Os médicos usam essa tecnologia de diversos modos. O mais conhecido é o ECG em repouso – procedimento pelo qual, mais cedo ou mais tarde, quase todos passam na vida e dura no máximo 2 minutos. Esse método de diagnóstico é bastante utilizado na medicina de emergência. Mas existe uma desvantagem: por meio dele, só é possível reconhecer e avaliar na tela o que está acontecendo no peito no momento do exame.

Se o paciente reclama de palpitação durante o esforço, mas em repouso não há sintomas ou anormalidades, a ferramenta correta a ser usada não é o ECG em repouso, mas o ECG de esforço. Nesse método, o paciente faz esforço físico em posição sentada ou inclinada por cerca de 15 minutos, e durante esse tempo precisa fazer o movimento de pedaladas. O nível de dificuldade aumenta aos poucos, até que o paciente esteja cansado demais para continuar o exercício ou que o esforço passe a representar um risco à sua saúde. No entanto, quanto mais o paciente chegar a seu limite de esforço, mais precisa será a medição. Por medida de segurança, o médico interrompe o exame quando a frequência de pulsação chega a 220 batimentos por minuto menos a idade do paciente. Por exemplo: se um idoso de 70 anos realiza o teste, ele é interrompido quando o aparelho de ECG registra 150 batimentos por minuto.

Durante o esforço, o eletrocardiógrafo registra a pressão arterial e a frequência de pulso, enquanto o médico observa se há mudanças nos valores ou se o paciente apresenta arritmias, dor no peito, tontura ou falta de ar. Para avaliar o condicionamento físico, o médico também deve medir a pressão e a pulsação enquanto o paciente se recupera do esforço. Quanto mais rápido a frequência cardíaca e a pressão arterial voltarem a se normalizar, mais em forma estará o paciente.

Outra possibilidade, esta um tanto mais dispendiosa, é o monitoramento com Holter. Neste caso, por até três dias o paciente carrega um dispositivo portátil que registra sua atividade cardíaca constantemente. Isso permite ao médico descobrir se o paciente tem um ritmo cardíaco normal em longo prazo ou se há qualquer mudança perigosa durante os momentos de esforço cotidiano – por exemplo, durante o sexo. Ou uma disputa de pênaltis na TV. Ou assistindo a um concerto para violino.

Um dispositivo semelhante é o monitor de eventos cardíacos, que o paciente também precisa usar durante suas atividades do dia a dia. Ele também funciona com eletrodos colados ao peito, mas só registra a ação cardíaca quando o paciente aperta um botão.

O médico pode usar o traçado do ECG para detectar problemas cardíacos porque alterações patológicas têm efeitos mensuráveis no funcionamento do coração. Se um infarto compromete o sistema de condução elétrica do músculo cardíaco – e, com isso sua atividade –, haverá uma mudança na linha registrada pelo ECG e ela ficará diferente da de um coração saudável. Os picos vão aparecer nos lugares errados (ou simplesmente vão aparecer falhos) e a distância entre eles pode mudar. No pior dos casos, de parada cardíaca, pode surgir apenas uma linha reta, imóvel.

Os picos e as ondas registrados por um ECG são representados pelas letras P, Q, R, S e T. E por que não A, B, C, D e E? Sinceramente, para mim isso é um mistério. Acho que quem criou o sistema se inspirou no sistema cartesiano de coordenadas de Descartes, que costumava usar o P para determinar um ponto específico em seus gráficos. Não faz diferença. O importante é saber o que cada letra significa.

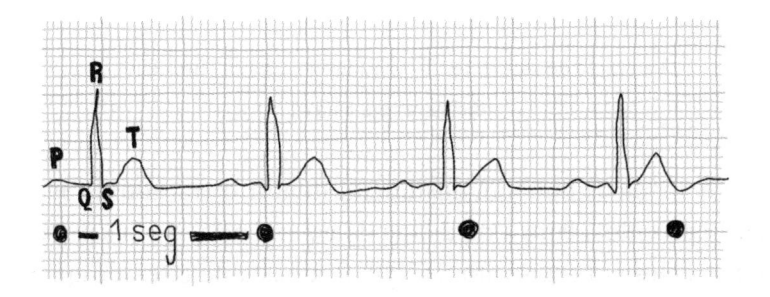

O ECG de um coração saudável (ritmo sinusal normal).

A Onda P é criada pelo estímulo dos átrios, ou seja, pela formação do impulso que nasce do nó sinusal e a consequente contração do átrio. Na sequência, vem a grande oscilação no ECG, o chamado complexo QRS, com suas duas pequenas saliências voltadas para baixo, Q e S, e uma saliência alta para cima entre as duas, o R. Ele nasce da contração do ventrículo, que tem início na onda Q e termina na onda S.

Resta apenas a onda T. Ela mostra a repolarização (descontração e preparação para nova contração) dos ventrículos e é voltada para cima porque é um movimento que corre de baixo para cima do músculo cardíaco. Às vezes, a onda T é seguida por outra, conhecida como onda U (não ilustrada na imagem), geralmente causada pelas reverberações do processo de repolarização.

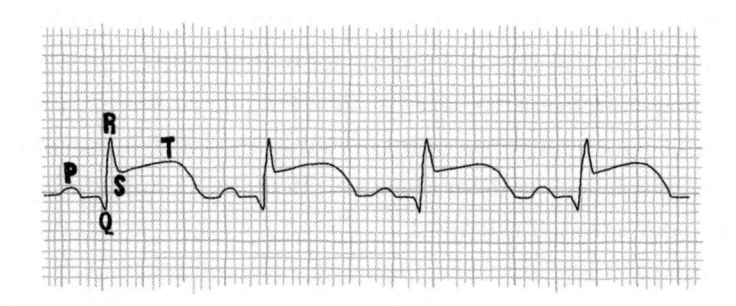

A elevação do segmento ST indica infarto. Lembra uma igreja, inclusive com a torre.

Os médicos também costumam dividir o traçado do ECG em segmentos. Para a medicina de emergência, o mais importante deles é o segmento ST, que fica bastante alterado quando há falta de oxigenação causada por um infarto. Quando isso acontece, a linha do ECG fica um pouco parecida com uma torre de igreja. Essa semelhança dá origem a uma técnica mnemônica útil para esses casos: "Se você vê a torre da igreja, está perto do cemitério." Admito que é um pouco macabro, mas com essa frase a informação certamente fica registrada na memória. E isso é importante para quem está aprendendo a interpretar os resultados do ECG, tarefa que, por si só, é uma ciência.

Uma das anormalidades mais frequentes registradas pelo ECG é a taquicardia sinusal, atividade cardíaca acelerada, com mais de 100 batimentos por minuto. Essa frequência cardíaca é normal em crianças, mas em adultos indica que o coração está bombeando pouco sangue a cada contração e tentando desesperadamente bater mais rápido para compensar a redução do fornecimento de sangue ao corpo. Essa condição pode ser desencadeada, por exemplo, por um ferimento que esteja causando muito sangramento ou um choque, mas também pode ser consequência de miocardite (inflamação do músculo cardíaco) ou insuficiência cardíaca. Até as sensações de nojo e medo podem fazer o coração bater mais rápido. Nesse caso, porém, os impulsos atrial e ventricular não estão fora de sintonia – os batimentos estão simplesmente rápidos demais.

É comum ver pacientes com o pulso acelerado apenas porque estão ansiosos por ir ao médico. E é claro que uma conversa difícil com o médico não alivia em nada essa sensação. Por isso, quando for a uma consulta com um cardiologista, talvez seja uma boa ideia se familiarizar com os termos básicos do assunto.

O oposto da taquicardia é a bradicardia sinusal – condição na qual o coração trabalha com uma frequência anormalmente baixa, inferior a 60 batimentos por minuto. Como já vimos, essa frequência é normal para atletas em ótima forma, mas, excluindo-se essa hipótese, também pode ser desencadeada por overdose de medicamentos, infarto, hipotireodismo, hipotermia ou a chamada síndrome do nó sinusal – que cobre um conjunto de anormalidades cardíacas causadas por danos no nó sinusal, ou seja, quando o grande maestro da orquestra fica realmente prejudicado.

Quando o ECG mostra que os intervalos entre os batimentos do coração estão mudando constantemente, é sinal de arritmia sinusal. Nessa condição, a simples respiração pode causar essa irregularidade, que é muito mais comum em crianças e adolescentes do que em adultos.

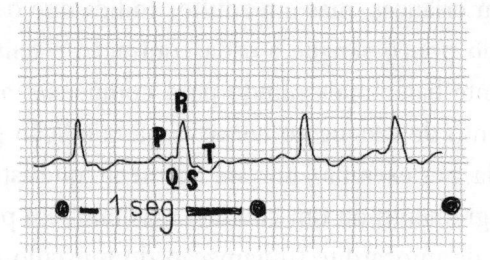

Na arritmia sinusal, a distância entre os complexos QRS é variável.

Bem mais estranha, porém, é a alteração do ritmo sinusal normal causada pela fibrilação atrial, uma das formas de arritmia cardíaca mais comuns. Como já vimos, nessa condição os átrios trabalham de forma caótica. Assim, se parte da musculatura está contraída, a outra pode estar relaxando no mesmo momento, o que faz as ondas P e T antes e depois do complexo QRS sumirem – em vez delas, o ECG registra um traçado aleatório e fácil de visualizar, pois o impulso elétrico perambula pelo átrio descontroladamente, e os músculos não se tensionam ao mesmo tempo, mas sem qualquer sistematização. A essa altura você já sabe o que é preciso fazer: da administração de medicamentos de afinamento do sangue à implantação de marca-passo, o artigo "Coração festeiro em perigo", na página 122, cobre os possíveis tratamentos.

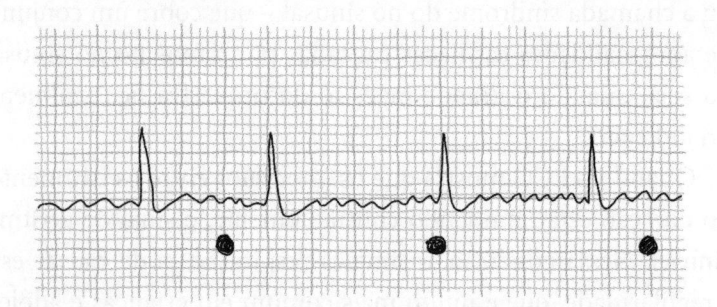

Fibrilação atrial, fora o complexo QRS, a curva é um "garrancho aleatório".

Um distúrbio especialmente interessante e comum no hospital e no serviço de ambulância é o bloqueio atrioventricular, também conhecido como bloqueio AV, que acontece quando a condução do impulso dos ventrículos para os átrios é retardada ou até interrompida por um tempo. Dependendo da gravidade, a doença é classificada em três graus: no primeiro, há uma demora mínima, e geralmente o paciente mal percebe. Neste caso, não há necessidade de tratamento.

Por sua vez, no bloqueio atrioventricular de terceiro grau, a condução do impulso entre o átrio e o ventrículo é totalmente interrompida. Nesses casos, geralmente a saída é usar um marca-passo, pois, sem o impulso do átrio, o ventrículo tem apenas duas possibilidades: torcer para que o nó atrioventricular – o marca-passo natural secundário do coração – entre em ação e mande o impulso para o ventrículo ou simplesmente parar de bater. Mesmo quando o nó atrioventricular assume o posto, o ritmo dos batimentos é lento demais para o paciente ter qualidade de vida. Infelizmente, esta é uma condição que só melhora com tratamento.

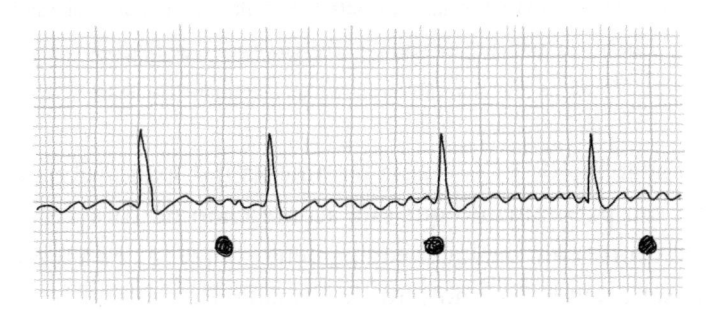

No bloqueio AV grave, o impulso atrial (onda P) está desconectado do complexo QRS.

Na imagem anterior, é possível ver que as ondas P do impulso atrial são completamente desconectadas dos complexos QRS da atividade ventricular. Isso significa que houve uma separação fatídica no coração: os papéis do divórcio já estão no correio e ninguém se fala mais.

A situação fica crítica quando ocorre uma fibrilação ventricular. Se não houver ajuda imediata no local, a morte é quase inevitável, porque todos os músculos do coração se contraem de forma tão descoordenada que mal gera pulsação. Ou seja, o coração para de bombear sangue ao corpo. Em questão de segundos o paciente perde a consciência e, após minutos, a falta de oxigenação faz o cérebro funcionar como uma calculadora solar à noite.

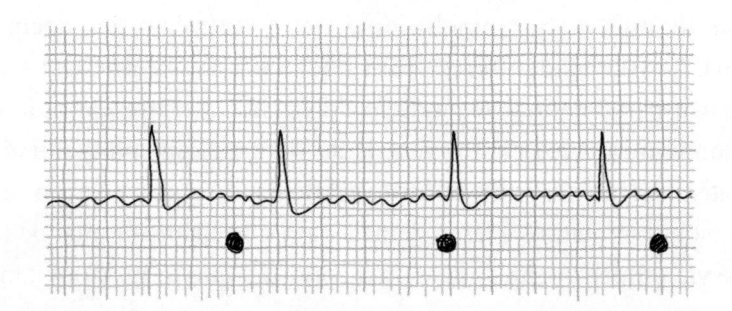

A musculatura cardíaca trabalha descontroladamente, contraindo e relaxando de forma caótica. Neste caso, é necessário usar o desfibrilador e realizar ressuscitação cardíaca para reanimar o paciente.

O aparelho de ECG é uma ferramenta indispensável para se obter um panorama do que está acontecendo no coração, mas, como ocorre com qualquer equipamento, o que se vê na tela não deve ser entendido como verdade absoluta. Para mim, isso ficou claro quando vi, pela primeira vez, um médico dar um soco precordial. Essa técnica enérgica pode ser usada para interromper, ao menos temporariamente, a fibrilação ventricular. Acontece, porém, que nesse caso a paciente estava dormido e os eletrodos tinham desgrudado do seu corpo. Embora seus batimentos cardíacos estivessem normais, a tela informava outra coisa. O médico devia ter usado os dedos para checar a pulsação, mas não quis perder tempo e resolveu dar o soco. Não só a mulher sentiu muita dor, como o médico ficou com tanta vergonha que se ajoelhou para pedir desculpas a ela.

Claro que o médico tinha a melhor das intenções, pois é necessário tomar medidas drásticas para levar as células do músculo cardíaco a voltar a trabalhar. Nessa situação emergencial elas se comportam como uma turma de alunos sem supervisão: só fazem bagunça até alguém entrar com uma pancada na porta. Em tese, elas fazem silêncio e passam a se concentrar. No caso da fibrilação ventricular, o ideal é usar um desfibrilador, equipamento que produz uma descarga elétrica forte que interrompe a atividade aleatória das células do músculo cardíaco. Com isso, elas voltam a seguir as instruções do sistema de condução elétrica do coração e a trabalhar de forma organizada.

Música para reanimar o coração

Imagine que você está andando na rua e vê uma pessoa imóvel no chão. Você deve correr até ela para ver se está tudo bem e se pode ajudar. Ela está simplesmente bêbada ou tem alguma condição médica que a tenha obrigado a se deitar na rua? Muitas vezes, pessoas hipoglicêmicas são confundidas com bêbados. A única forma de descobrir é tomar coragem e oferecer ajuda.

Infelizmente, porém, o mais normal é que as pessoas vejam alguém nessa situação e atravessem a rua de fininho, como se dissessem: "O que os olhos não veem o coração não sente." Por que isso acontece? Para esclarecer, a Faculdade de Psicologia Aplicada da Universidade de Heidelberg pesquisou a fundo o "comportamento de ajuda" de pedestres em situações de emergência em local público. Os resultados foram assustadores.

O primeiro local de teste foi um supermercado. Os estudantes filmaram em segredo a reação das pessoas quando a sacola de compras de outro cliente estourava perto delas, deixando cair pão, frutas, latas e potes de iogurte no chão. Outros estudantes avaliaram quantas pessoas estavam dispostas a ajudar uma cadeirante a embarcar no vagão do trem. Na terceira situação, um grupo fingiu estar doente para pesquisar o comportamento de ajuda em casos de emergência médica. Em um experimento, deixaram o paciente fictício em um banco numa calçada. Em outro cenário diante de uma estação de trem, curvado, aparentemente morrendo de dor. Os pesquisadores se certificaram de evitar que a situação fosse nojenta ou perigosa para quem quisesse ajudar; segundo o responsável pelo estudo, ambos os casos eram facilmente reconhecíveis como "uma situação de emergência".[20]

---

[20] Por exemplo, os falsos pacientes seguravam a barriga, gemiam e se curvavam, aparentando sentir dor.

Os alunos registraram quantas pessoas passaram sem dar a menor atenção. Os que correram para prestar ajuda espontaneamente precisaram, depois, dizer a idade e, sobretudo, o motivo da atitude. A resposta mais frequente foi que se tratava de uma reação natural. Mas, pelo jeito, a reação não era tão natural para a maioria dos transeuntes – alguns até reclamaram que o suposto doente deveria sair do caminho.

Esse estudo de campo foi realizado ao longo de várias semanas. Nesse meio-tempo, 94 pessoas ofereceram ajuda ao falso doente, enquanto incríveis 6.924, que com certeza o viram, passaram sem fazer nada. Um resultado assustador! O que fez as pessoas ignorarem uma pessoa que nitidamente precisava de ajuda?

Existem várias teorias para explicar esse fenômeno. Uma delas atribui a culpa ao "efeito espectador", segundo o qual, quanto mais pessoas presentes e potenciais testemunhas houver, mais os indivíduos tendem a subestimar uma situação de emergência. Já observei esse fenômeno em primeira mão: há pouco tempo eu estava viajando de trem com minha mãe para Berlim quando, de repente, ela me pegou pelos ombros, me chacoalhou e gritou apavorada:

– Tem alguém caído ali!

Olhei para a plataforma e de fato vi um homem no chão. Ele não se mexia e era muito improvável que estivesse tirando uma soneca.

Havia pelo menos 300 pessoas ao redor do sujeito, e todas olhavam com curiosidade, mas nenhuma movia um dedo. De fato, eu fui o único a fazer alguma coisa. Quando me curvei sobre o homem que claramente precisava de ajuda, ouvi alguém falar com desprezo atrás de mim:

– Ele só está bêbado!

A pessoa tinha razão, pois o homem certamente estava bêbado, mas também havia caído. E se machucado com a queda; por isso, precisava de ajuda.

Enquanto minha mãe e eu cuidávamos do doente, uma mulher se aproximou para oferecer auxílio. Em seguida, de repente, formou-se uma verdadeira onda de prestatividade. Em tais situações, esse comportamento é típico. Até alguém tomar a iniciativa, as outras testemunhas oculares costumam desprezar o acontecimento. A culpa é de uma espécie de efeito de autotranquilização que segue o lema: "Se a situação fosse realmente ruim, com certeza alguém já teria ajudado."

Há outro fenômeno em atuação aqui, e este provavelmente todos conhecem por experiência própria: a conhecida difusão de responsabilidade. Eu passei um ano dividindo um apartamento em Viena com outros colegas. Na cozinha, a louça e os talheres usados com frequência se empilhavam até o teto. Nenhum de nós gostava da situação, mas ninguém se sentia responsável por fazer alguma coisa. Inconscientemente, dividíamos a responsabilidade pelo caos entre nós mesmos, e é isso que os psicólogos chamam de difusão de responsabilidade. Todos preferem esperar até alguém dar o primeiro passo – ou, no nosso caso, até os insetos tomarem conta do lugar.

Um motivo bem comum para as pessoas não ajudarem é simples: elas têm medo de piorar ainda mais a situação, ou seja, têm medo do fracasso ou da humilhação. É compreensível. Eu já passei por uma situação semelhante. Foi quando realizei a primeira reanimação da minha vida. Eu tinha 15 anos e estava na plataforma 4 da estação ferroviária de Hanôver. Meu período de aprendizado no hospital havia acabado semanas antes. Eu estava esperando o trem sozinho, quando, de repente, o alto-falante anunciou: "Caso tenha algum médico na estação, por favor venha o mais rápido possível até a plataforma 4!"

Claro que eu não era médico, mas, de alguma forma, me senti impelido a agir. Olhei ao redor como quem não queria nada. De fato, a menos de 50 metros de mim havia uma senhora no chão, com o rosto para cima, totalmente imóvel. *Minha nossa, o que eu faço?* Basicamente, eu era o único capaz de ajudar, por isso saí correndo sem pensar. Meu coração batia forte como uma britadeira, minhas pernas pareciam de borracha e eu estava andando cada vez mais devagar. *Meu Deus, mande um médico para cá!* Olhei para todos os lados e constatei que ninguém estava se aproximando.

Cheguei perto da mulher e a encarei por uns 10 segundos, sem mover um dedo. Seu rosto estava branco como uma vela; a boca, levemente aberta. De poucos em poucos segundos, seus lábios se contraíam, como os de um peixe fora d'água. Eu estava desesperado. Continuei olhando ao redor em busca de alguém para me ajudar. Não encontrava ninguém.

Por fim, criei coragem, respirei fundo e tentei me lembrar do que havia aprendido no curso de primeiros-socorros. Afinal, eu havia sido treinado para saber como agir em situações como aquela, mesmo que o treino tivesse acontecido em um boneco. Ajudar uma pessoa de verdade foi, até aquele momento, o maior desafio da minha vida. Eu tentei falar com a mulher e toquei seu ombro.

– Oi, a senhora pode me ouvir?

Sem reação.

– OI? – gritei, enfático, e a sacudi com mais força.

Nada. Ela estava inconsciente. Como eu havia aprendido, verifiquei respiração e pulso. Sem ruído de respiração, sem pulso.

Caramba! Então, vamos lá! Comecei com respiração boca a nariz e massagem cardíaca.[21] CRAC! Quebrei a primeira costela. Pedi desculpas e continuei. Depois de quatro ciclos, verifiquei a respiração e a pulsação outra vez. Nada ainda! Então, continuei.

---

[21] Na época, aprendi que um ciclo razoável era de 15 massagens e duas respirações. Atualmente, porém, existem outros procedimentos, os quais explicarei mais para a frente.

Vamos em frente. CRAC! Outra costela quebrada. Dessa vez, não me dei ao trabalho de pedir desculpas.

No terceiro ciclo, um homem chegou com um sorvete na mão e, tranquilamente, disse:

– Oi, eu sou médico. O que temos aqui?

– Ora, o que parece? – retruquei, estressado. – Me ajude aqui, por favor!

Ele assentiu, devagar, e colocou o copinho de sorvete no chão.

– O senhor pode cuidar da respiração? – perguntei.

Ele fez que sim com a cabeça sem dizer uma palavra. Continuamos a tentativa de reanimação por alguns minutos, mas que, para mim, pareceram horas. Depois de uns 20 ciclos, ouvi a sirene da ambulância. Então, de repente, consegui sentir a pulsação. A respiração também voltou – superficial, porém audível. Com cuidado, pusemos a senhora na posição de recuperação no momento em que os socorristas apareceram.

Desde aquela noite nunca senti de forma tão nítida o medo do fracasso. E nunca vou me esquecer o quanto eu fiquei paralisado, quase derrotado. Hoje sei que é normal sentir medo e insegurança diante de situações pouco familiares e estressantes. E para superá-las é preciso encarar o desafio. Na dúvida, é muito melhor fazer algo, mesmo que não seja totalmente correto, do que não fazer nada. Não dá para ignorar uma pessoa que esteja precisando de ajuda, sobretudo se ela sofreu um infarto. Afinal, o que pode ser pior do que a morte? Algumas costelas quebradas durante a tentativa de reanimação? Claro que não. Pessoas mais velhas quebram os ossos com mais facilidade. Esse é um dano que faz parte da tentativa de salvar uma vida.

Por isso, lembre-se: quando alguém precisar de ajuda, reúna toda a sua coragem e ajude! Imediatamente!

Um número pode ser bastante útil nessas situações: 110. Não é o telefone de emergência, mas uma medida de tempo muito útil para alguém sem experiência em ressuscitação. Desde a época em que aconteceu o caso na estação de trem, a Associação Americana de Cardiologia mudou as diretrizes para a reanimação por leigos. Vamos repassá-las cuidadosamente.

    Imagine que você esteja numa situação semelhante. Você se aproxima da pessoa que precisa de ajuda (espero que com mais determinação do que eu). A primeira coisa que deve verificar: a pessoa está totalmente consciente? Caso esteja, em geral basta uma conversa com ela para descobrir o que fazer. Os pacientes costumam conseguir explicar o problema por si sós.

    Se o paciente não estiver consciente e não apresentar sinais vitais, providencie o mais rápido possível a chegada de serviços médicos de emergência. Nesse meio-tempo, verifique a respiração dele, o que é mais fácil se você se ajoelhar e encostar a orelha na boca e no nariz do paciente, olhando para os pés dele. Assim, poderá sentir a respiração no rosto e, ao mesmo tempo, observar se o peito está subindo e descendo.

    Caso detecte a respiração, coloque a pessoa com todo o cuidado na posição de recuperação. Antigamente, os cursos de primeiros-socorros ensinavam a fazer isso em cinco passos, mas hoje se recomenda o método de três etapas. Pela minha experiência, esses procedimentos com várias etapas só servem para confundir o leigo. O melhor é entender por que a posição de recuperação é boa: para que o paciente respire livremente. Essa é a única explicação de que você precisa. Nessa posição, quando o paciente vomita, o líquido escorre da boca para fora, em vez de voltar pela traqueia e bloquear as vias aéreas.

    Caso não detecte a respiração, comece imediatamente os procedimentos de reanimação. Nesse momento, seria útil haver um desfibrilador e alguém capaz de utilizá-lo por perto. Se não for o caso, porém, você terá de agir.

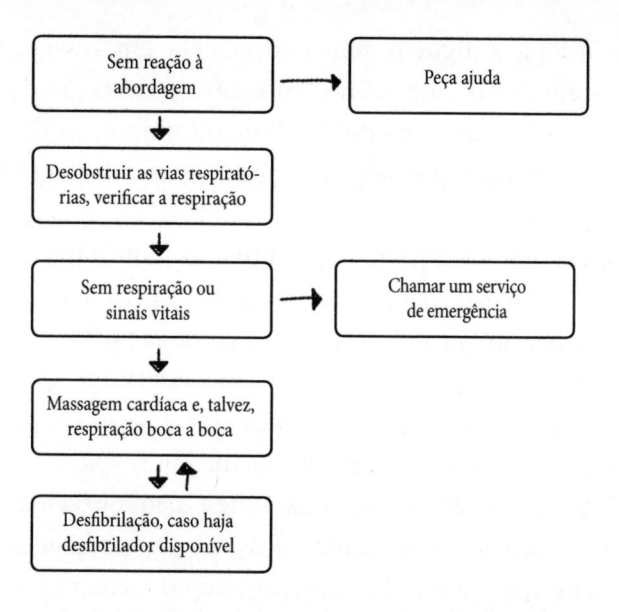

```
┌─────────────────┐         ┌─────────────┐
│  Sem reação à   │────────▶│  Peça ajuda │
│   abordagem     │         │             │
└─────────────────┘         └─────────────┘
         │
         ▼
┌─────────────────────────┐
│ Desobstruir as vias     │
│ respiratórias,          │
│ verificar a respiração  │
└─────────────────────────┘
         │
         ▼
┌─────────────────┐         ┌──────────────────┐
│ Sem respiração  │────────▶│ Chamar um serviço│
│ ou sinais vitais│         │  de emergência   │
└─────────────────┘         └──────────────────┘
         │
         ▼
┌─────────────────────────┐
│ Massagem cardíaca e,    │
│ talvez, respiração      │
│ boca a boca             │
└─────────────────────────┘
         │  ▲
         ▼  │
┌─────────────────────────┐
│ Desfibrilação, caso haja│
│ desfibrilador disponível│
└─────────────────────────┘
```

Esquema de procedimentos de reanimação.

Nesse momento você não precisa verificar o pulso, pois, se o paciente não está mais respirando, pode-se presumir que o coração também parou. Segundo as últimas diretrizes da Associação Americana de Cardiologia, durante a reanimação você não precisa mais realizar a respiração boca a boca. Boa notícia, afinal, quem gosta da ideia de pôr a boca sobre a de um estranho possivelmente sujo de vômito? O documento enfatiza que é muito mais válido fazer pressão constante no peito para tentar acionar e talvez estabilizar o sistema circulatório do que interromper a atividade para fazer a respiração boca a boca, que não tem muita importância.

O sangue do paciente contém oxigênio suficiente para que ele sobreviva por alguns minutos, até que socorristas treinados cheguem ao local e possam assumir os trabalhos. E, seja como for, fazer massagem cardíaca quando não se tem a menor experiência no assunto já é um desafio e tanto. Mas qual é a forma exata de proceder?

Em primeiro lugar, deixe o tórax do paciente livre, à mostra. Abra a jaqueta, desabotoe a camisa, erga o pulôver ou a camiseta dele, até que você veja o osso esterno. Então, encontre o ponto de pressão. Na maioria das pessoas fica no meio do tórax, entre os mamilos. Mas e se você estiver tratando de alguém mais volumoso, cujos mamilos estejam perto do umbigo? Nesse caso, use os dedos para sentir a ponta do esterno (onde as costelas se unem). Se você for destro, apoie a base da mão esquerda sob o osso esterno, entre os mamilos, encaixe a base da mão direita sobre o dorso da esquerda, entrelace os dedos e comece a fazer pressão com a direita. Canhotos devem inverter as mãos.

Agora, vamos cuidar do ritmo – a velocidade da compressão que você deve fazer repetidamente as compressões. É quando o 110 entra em cena. O número ideal de compressões por minuto fica entre 100 e 120. É difícil manter um ritmo desses por vários minutos, mas coincidentemente, existe um jeito maravilhoso de acertar o ritmo das compressões: ele é o mesmo da música apropriadamente intitulada "Staying Alive", dos Bee Gees. Outra música pop com o ritmo igual (e título também apropriado) é "Quit Playing Games with My Heart", dos Backstreet Boys. A minha música de reanimação preferida, porém – provavelmente por causa de seu título bem menos apropriado – é "Highway to Hell", do AC/DC. Para os mais tradicionalistas, a *Marcha Radetzky*, de Johann Strauss, também funciona. Cantarolar essas músicas ajuda você na tarefa de reanimar o paciente, mas cante apenas na sua cabeça – do contrário, você vai atrair a raiva de quem estiver ao redor.

Chegamos ao próximo ponto: a profundidade da compressão. A reanimação cardíaca é um trabalho pesado. É fantástico pensar que esse pequeno músculo normalmente consiga fazer tudo isso sozinho, não? Para comprimir o coração através da pele e do esterno do paciente, você precisa fazer uma pressão de 3 a 5 centímetros de profundidade. Se você fizer tudo certo, em pouco tempo o rosto do paciente vai perder a cor pálida e ficar rosado. Mas, se você quebrar cinco costelas nas três primeiras tentativas, provavelmente estará pressionando forte demais. A profundidade ideal é diferente de pessoa para pessoa, mas podemos dizer que a pressão a ser aplicada é muito menor em uma pessoa magra do que em um fisiculturista de 150 quilos.

Para encerrar, o mais importante: só pare de fazer a massagem cardíaca quando outra pessoa assumir seu posto (ou se você estiver correndo um risco iminente ao fazer a massagem). Quando era socorrista, diversas vezes vi colegas pararem imediatamente de fazer a massagem assim que ouviam a sirene da ambulância. Continue pressionando até que outra pessoa assuma seu posto.

A melhor forma de treinar é num curso de primeiros-socorros. Esse tipo de evento é oferecido regularmente e não é caro. Mas vale a dica: também neste caso, a prática leva à perfeição. Aquele treinamento que você fez há 30 anos não ajuda muito hoje. Por experiência própria, sei que quem está em dia com o treinamento para primeiros-socorros tem muito mais autoconfiança e tranquilidade, pois não tem medo de fracassar em situações de emergência.

Recentemente, conversei com um menino que havia encontrado o pai caído, desacordado na sala de estar. Sem hesitar, ligou para a emergência e correu para buscar o médico que, por sorte, tinha consultório perto da casa dele. Depois disso, tudo aconteceu muito rápido: a ambulância chegou, seguida pouco tempo depois de um helicóptero de salvamento, que transportou o pai até o hospital mais próximo. Descobriram que o homem havia sofrido um AVC grave. Sem a corajosa intervenção do garoto, o pai certamente teria morrido. Um verdadeiro herói!

Motor danificado

Todo motor de carro quebra em algum momento. Se a carroceria estiver em boas condições, a oficina pode apenas trocar o motor. Algo muito parecido acontece quando o coração passa a ter um desempenho cada vez pior e, por fim, para de funcionar. A diferença é que a oficina é uma sala de operação, e o mecânico é o cirurgião cardíaco, que vai trocar o coração.

Essa operação, mais conhecida como transplante cardíaco, foi realizada pela primeira vez com sucesso em 1969 e, desde então, transformou-se em um procedimento de rotina.

De modo geral, o coração transplantado funciona perfeitamente, como um motor novo. Mas quem pode receber um coração doado? Como isso acontece? Afinal, não se pode simplesmente encomendar um. Bom, o médico até pode, mas os corações são uma commodity rara, e a demanda é muito maior do que a oferta. Por isso, nem todo indivíduo com cardiopatia consegue um órgão doado de imediato. Além disso, não é qualquer coração de um falecido que serve: por exemplo, o grupo sanguíneo do receptor deve ser igual ao do doador e a altura e o peso deles não devem ter mais de 15% de diferença.

Para entrar na lista de receptores, é preciso preencher alguns critérios. O principal: o caso precisa ser extremamente urgente. É o que acontece, por exemplo, quando os medicamentos deixam de surtir efeito e já não é mais possível aumentar a dose, quando nenhum tratamento dá resultado ou quando não é possível ou recomendável realizar outras intervenções cardíacas – como a cirurgia de ponte de safena,[22] o implante de stents[23] ou a correção

---

[22] Também conhecida como revascularização coronariana, trata-se de um procedimento cirúrgico para restaurar a circulação que utiliza uma seção da veia safena para ligar a aorta à artéria coronária distal, em casos de obstrução desta.
[23] Um stent é uma estrutura tubular, reticulada e flexível, feita de aço inoxidável ou carbono, que é colocada nas artérias coronárias.

de valvas cardíacas. Como grande parte dos pacientes com cardiopatias preenche essas condições, em geral o tempo de espera é de muitos anos. Se alguém não puder esperar tanto, porque o risco de morrer é elevado, temporariamente receberá uma bomba cardíaca artificial por implante, em vez de um coração vivo.

Nesse contexto, "temporariamente" é um conceito flexível, pois os corações artificiais modernos são feitos para durar bastante tempo, mas nem sempre foi assim. Os modelos antigos eram bem mais suscetíveis a desgaste, pois eram construídos para imitar a ação de bombeamento de todo o coração. Hoje em dia, costuma-se usar um dispositivo mais simples, que ajuda, por exemplo, apenas o ventrículo esquerdo em sua atividade – chamado de dispositivo de assistência do ventrículo esquerdo (DAVE). Além disso, o paciente é medicado com antiagregantes plaquetários.

Em geral, pacientes com arritmias muito irregulares só precisam do implante de um desfibrilador automático, que, em caso de necessidade, libera uma descarga elétrica (mais forte que a do marca-passo) no coração e faz com que ele volte a bater no ritmo quando necessário.

Quem tem a sorte de receber um coração novo deve se alegrar e tratar do órgão com muito cuidado em sua "segunda vida". No cinema, não faltam comédias românticas na qual o receptor de um coração doado se transforma no grande amor da viúva do doador. Talvez esses filmes não sejam muito realistas, mas mostram que o transplante representa um nascimento, e, com uma deliciosa dieta mediterrânea, a perspectiva de muitos anos de vida, diversão e felicidade. Tudo isso com um coração alegre, batendo sempre.

7

EXERCÍCIOS NA HORIZONTAL PARA O CORAÇÃO

*Um sistema imunológico forte, muito sexo
e o que isso tem a ver com o coração saudável*

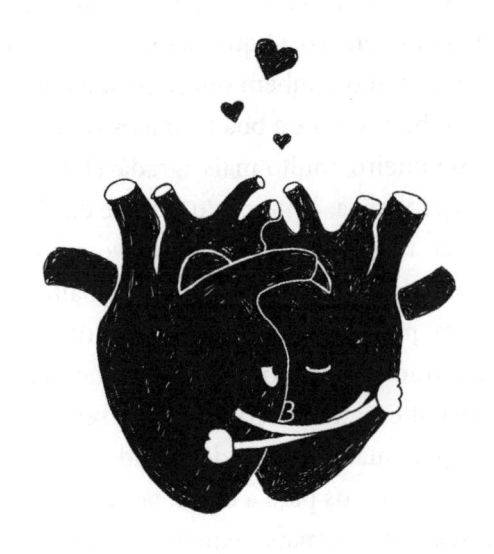

O caminho do pecado para um coração mais saudável

Um quarto iluminado por velas; ao fundo, "Let's get it on", de Marvin Gaye. As cortinas estão fechadas. Na mesa, duas taças de vinho vazias. Uma paisagem meio brega, cujo arranjo inocente é completado por peças de roupa tiradas às pressas: uma calça aqui, uma camisa acolá, uma cueca preta no canto oposto do cômodo. Felizmente, as meias estão jogadas em algum lugar. Se seguirmos essa trilha de roupas, encontraremos um casal em um exercício intensivo. O que eles estão fazendo ali não só é muito divertido, como também ótimo para o coração, o sistema imunológico, o bem-estar e a boa forma física. Um exercício cardíaco de corpo inteiro, muito mais agradável do que aquela corridinha pela vizinhança, à mercê do vento e da chuva. A maioria das pessoas não relaciona esforço esportivo a diversão. Quando pensam em atividade física, pensam em trabalho duro e suor e, na mesma hora, perdem a motivação de continuar a praticá-lo.

Não é fácil transpor esse obstáculo mental, mas acredito que encontrei uma alternativa, e ela se chama sexo! Claro que você pode acabar todo suado, mas todo mundo adora, e o melhor é que, cada vez que vamos para a cama, fazemos um imenso favor à saúde. Ou seja: quanto mais frequente, melhor!

A prática frequente de sexo é uma excelente forma de reduzir os efeitos do estresse, melhorar o condicionamento físico e, ao mesmo tempo, se divertir muito. Além do mais, os hormônios produzidos durante o sexo nos protegem de uma série de doenças. Um estudo comprovou que pessoas sexualmente ativas têm risco significativamente menor de sofrer infartos do miocárdio fatais do que os não praticantes. Basta um toque carinhoso para os primeiros hormônios começarem a surtir efeito, e sua concentração vai aumentando até o show de fogos de artifício hormonais que ocorre no orgasmo, quando mais de 50 substâncias químicas são liberadas na corrente sanguínea. Eis as mais importantes:

Oxitocina: o hormônio do amor

A oxitocina é uma das substâncias mais fascinantes que a fábrica de produtos químicos do nosso corpo tem a oferecer. É produzida não só pelo organismo das gestantes, no processo de preparação para o parto e a amamentação, mas também por sentimentos amorosos, motivo pelo qual é chamada de hormônio do amor. Quando entra na corrente sanguínea, ela se une a receptores especiais na parede de diversos tipos de célula, dependendo do tipo de tecido ao qual as células pertençam. Isso significa que o hormônio pode desencadear uma gama de efeitos.

O nome vem da palavra grega *oxytokos*, que significa algo como "parto rápido". A oxitocina faz com que a musculatura da grávida prestes a dar à luz se contraia intensamente – um processo doloroso para a mãe em trabalho de parto. Por isso, o hormônio às vezes é utilizado para induzir ou acelerar o trabalho de parto. Caso entre em contato com os receptores nas glândulas mamárias femininas, a oxitocina estimula a produção de leite. Quando a mãe amamenta o bebê, o hormônio exerce um efeito relaxante nos dois, fortalecendo o elo entre a mãe e o bebê, em um processo reforçado pelo fato de que o ato de mamar estimula o organismo da criança a produzir o hormônio do amor.

Também é possível que a oxitocina promova o estreitamento dos laços entre casais em uma relação monogâmica – embora, até o momento, os cientistas só tenham conseguido comprovar esse efeito em roedores, para ser mais exato, no arganaz-do-campo (*Microtus ochrogaster*), roedor comum na América do Norte que raramente troca de parceiro durante a vida, ao contrário de seus primos mais promíscuos, os arganazes-do-prado (*Microtus montanus*), que são totalmente despudorados nesse sentido.

Os pesquisadores perceberam que os arganazes-do-campo não só têm muito mais oxitocina no organismo do que seus parentes não monogâmicos, mas que a distribuição dos receptores da substância é bem diferente nas duas espécies. Isso os fez supor que o hormônio poderia ser responsável pela fidelidade dos animais. Para testar a hipótese, administraram aos roedores fiéis um antagonista da oxitocina, ou seja, uma substância que bloqueia seus efeitos. Resultado: os casais de roedores fiéis se separaram, começaram a se acasalar de maneira frenética e promíscua. Em suma: a fidelidade deles acabou.

É possível transpor o resultado desse experimento a nós, seres humanos? Para descobrir, um pesquisador de Zurique criou um estudo polêmico: pediu que 49 voluntários jogassem uma espécie de Banco Imobiliário com papéis bem divididos – de um lado, investidores; de outro, participantes competindo pelo dinheiro dos investidores. Em metade dos investidores foi lançado um spray de oxitocina; a outra metade recebeu um spray placebo sem substâncias ativas. Em pouco tempo os participantes do grupo com oxitocina começaram a transar loucamente entre si... brincadeira, claro que isso não aconteceu. O que aconteceu, porém, foi que o hormônio revelou um efeito nítido: os investidores que tinham recebido o hormônio se mostraram dispostos a investir mais dinheiro do que os membros do grupo de controle. No entanto, o efeito só se manifestava quando a negociação era feita cara a cara. Quando a conversa se dava por computador, ou seja, em anonimato, o comportamento do grupo que recebeu a oxitocina era igual ao que recebeu o placebo.

Ao que parece, o hormônio do amor aumenta a nossa tendência a confiar, aumentando nossas habilidades sociais. Na verdade, parece que nos torna pessoas mais amáveis. E mais saudáveis, pois está comprovado que a oxitocina também melhora nossa capacidade de cicatrização e reduz a pressão arterial. É uma substância polivalente, conhecida por ter um efeito calmante e por reduzir o estresse, melhor ainda se for produzida após uma boa noite de sexo.

Dopamina: a droga da recompensa

Ah, que maravilha! Segurando uma cerveja gelada e fumando um cigarro, eu me sento ao lado da churrasqueira acesa e sinto o aroma sedutor da carne assando na grelha. O sol brilha no céu limpo, uma brisa fresca acaricia a minha pele... estou feliz e relaxado. Isso é que são férias. Daqui a pouco vou comer uma carne maravilhosa – mesmo que não seja tão saudável –, e esta cerveja com certeza não será a única da tarde. Mas espere aí: por que o álcool, o cigarro e a comida pouco saudável nos deixam tão felizes? Afinal, eles são prejudiciais à saude, e nós sabemos disso.

É nesses momentos que eu percebo mais claramente que tenho o corpo de um animal selvagem. Sei que estou prestando um grande desserviço ao meu organismo, mas isso não muda em nada o fato de ele aceitar de bom grado o que estou lhe oferecendo. Isso acontece porque, nesses momentos, sem percebermos, certas glândulas liberam uma substância no organismo: a dopamina, muito conhecida como hormônio da recompensa. Ele flui dentro de nós sempre que fazemos algo aparentemente bom, como morder uma maçã crocante, ir às compras sem medo de gastar ou fumar um cigarro – ou seja, qualquer coisa que nos faça sentir bem.

Quando o organismo produz dopamina, somos tomados pelas agradáveis sensações de recompensa e de satisfação. Pena que tantas coisas que desencadeiam isso nos façam tão mal. A parte boa é que, durante o sexo – especialmente no orgasmo –, a dopamina também é liberada no organismo. Esse mecanismo é muito útil, pois esse prazer é o que mantém nossa espécie viva. Ou, melhor dizendo: a dopamina nos salva da extinção usando um truque bem esperto da evolução. Em contrapartida, a falta de dopamina no sangue pode facilitar o surgimento da depressão.

Além da dopamina, outro hormônio tem grande participação na sensação de felicidade: a noradrenalina (também conhecida como norepinefrina). Ela é precursora da adrenalina (epinefrina) e é produzida no corpo a partir da dopamina. Quando a glândula suprarrenal libera grandes quantidades do hormônio na corrente sanguínea, nos concentramos melhor, ficamos menos suscetíveis ao cansaço e à fome, e menos sensíveis à dor.

Existe uma teoria de que os psicopatas estão sempre em busca da sensação de recompensa proporcionada pela dopamina. Segundo essa teoria, do ponto de vista bioquímico, o amor e os distúrbios mentais são parentes bastante próximos. De certa forma, isso não me surpreende.

Adrenalina: o estimulante

Ali está ela, a pessoa que é o objeto do seu desejo. Existe uma química entre vocês. Seu coração começa a bater mais rápido e forte, e nada nem ninguém pode parar você. A culpa desses sentimentos é da adrenalina, hormônio do estresse formado na glândula suprarrenal que numa fração de segundo aciona seu instinto de luta ou fuga.

Quando somos perseguidos por um leão faminto (por sorte, não é uma situação tão comum), é a adrenalina que nos faz correr como o Forrest Gump, e, quando atacados, é esse hormônio que dá uma sensação de força e determinação que, em condições normais, não existiam. Sob a influência da adrenalina, uma pessoa sendo perseguida pode, de repente, empurrar rochas imensas que, normalmente, não seriam capazes de mover nem por 1 centímetro. Ela pode correr distâncias que, em geral, a fariam cair de exaustão no meio do caminho.

O engraçado é que acontece algo parecido quando estamos diante da pessoa amada, ou mesmo quando pensamos nela. A adrenalina dilata os brônquios, para nos fazer respirar melhor, e as pupilas, para enxergarmos melhor. Ela acelera a respiração, aumenta a pressão arterial e, de um segundo para o outro, faz um coração saudável bater mais rápido e mais forte – no sexo, até mais de 120 vezes por minuto. Ou seja, funciona como um aparelho de ginástica do corpo para o sistema cardiovascular. Além de tudo, aumenta o nível de açúcar no sangue e, com isso, a energia do organismo.

Infelizmente, porém, para um coração enfraquecido, a adrenalina pode representar um perigo, pois exige demais do músculo cardíaco em situações de estresse. Ela é usada na medicina de emergência, mas uma overdose pode desencadear problemas de irrigação no coração, provocando insuficiência cardíaca, infarto e até uma parada cardíaca súbita. Apesar disso, as pessoas ficam tão eufóricas sob efeito da adrenalina que acabam viciadas. É o caso dos atletas de esportes radicais, que se arriscam em ações cada vez mais audaciosas em busca do pico máximo de adrenalina.

Serotonina: o hormônio da felicidade

A serotonina é o hormônio da felicidade por excelência. Ela proporciona relaxamento agradável e satisfação. Além disso, estimula nosso sistema imunológico, fortalecendo a defesa do organismo. Sob a influência da serotonina, nos sentimos em paz e enxergamos o mundo com otimismo. Ela é usada em terapias contra depressão, quase sempre causadas por falta de serotonina no organismo.

Quando é esse o caso, um médico pode prescrever medicamentos chamados de inibidores seletivos da recaptação da serotonina (ISRS), que limita a capacidade do organismo de reabsorver a serotonina. O hormônio também é fundamental na produção da sensação de felicidade associada ao sexo. Ao mesmo tempo, promove a cura de ferimentos, pois contrai vasos menores e, com isso, reduz hemorragias. Ou seja, ser feliz não é apenas bom – também nos deixa mais saudáveis. Não é uma ótima notícia?

Testosterona: a fonte de energia

A testosterona é um dos hormônios sexuais mais importantes, pois aumenta a excitação e a libido. Sempre há uma certa quantidade dela no sangue dos homens e, em menor escala, das mulheres, e é essa taxa que decide se ficaremos excitados e a velocidade do processo. Quanto mais estressada estiver a pessoa, menos disposta fica a se excitar. O estresse estimula a produção de cortisol, hormônio do estresse e o mais poderoso antagonista da testosterona. Por outro lado, se a concentração da testosterona for maior do que a do cortisol, tem início um ciclo de estímulo sexual.

O ciclo ocorre porque a testosterona regula sua própria produção. Se sua concentração for alta, a glândula pituitária enviará sinais que estimularão ainda mais a produção de testosterona. Em homens, o hormônio é produzido pelas células de Leydig, nos testículos; nas mulheres, essa função cabe às células da teca, nos ovários. As mulheres têm menos testosterona porque, nelas, uma parte do hormônio é transformada em estrogênio, o hormônio sexual feminino que, entre outros efeitos, faz as mamas crescerem, previnem a perda óssea e aumentam a concentração do HDL-colesterol, o colesterol bom.[24] Nos homens, a testosterona

---

[24] Veja "O tal do colesterol", na página 101.

promove o crescimento muscular, ajuda na queima de gordura e reduz o nível de colesterol no sangue, o que, como já vimos, protege contra doenças vasculares.

Endorfina: o analgésico natural

A endorfina pode ser considerada a substância mais viciante entre os hormônios liberados durante o sexo, o que seu próprio nome já deixa claro: significa "morfina produzida no próprio corpo". Ela é conhecida por ser um analgésico extremamente eficaz: inibe a sensação de dor e melhora o sono. Nosso corpo a produz em grandes quantidades quando gargalhamos, comemos algo delicioso, praticamos esportes de alta intensidade[25] e, claro, no ato sexual. Isso ajuda a explicar por que, depois do sexo, os homens costumam dormir.

Estrogênio: o hormônio do desejo

O estrogênio é o hormônio sexual feminino mais importante. Para ser mais preciso, porém, devemos usar a palavra no plural, pois existem vários subtipos de estrogênio, embora todos tenham efeitos semelhantes no organismo. Um dos principais efeitos é estimular o apetite sexual da mulher, sobretudo no período fértil. Esse é um dos truques mais úteis da evolução para a preservação da espécie.

Pesquisadores avaliaram dados da Women's Health Initiative (série de estudos clínicos para investigação de problemas de saúde em mulheres na menopausa) e descobriram que, em mulheres após a menopausa (que já pararam de menstruar), os estrogênios influenciam até na saúde das articulações, inibindo a dor nesses pontos. A Endocrine Society (organização médica internacional

---

[25] Veja "Pule, coração, pule", na página 180.

especializada em endocrinologia, ramo da medicina que estuda os hormônios e as glândulas que os produzem) especula que esse efeito positivo pode ser atribuído às propriedades anti-inflamatórias do estrogênio. Além disso, aparentemente, ele ajuda a curar ferimentos. Isso acontece porque os estrogênios inibem a produção de um semioquímico chamado citocina MIF, também conhecido como fator de inibição de migração de macrófagos, uma substância que atrai numerosas células inflamatórias. A citocina funciona como um agente pró-gentrificação: um novo-rico se muda para o seu bairro tranquilo e agradável e conta para todos os amigos como é legal morar lá. Num piscar de olhos, a vizinhança fica cheia desses tipos e você não pode mais bancar o aluguel nem o cafezinho na padaria da esquina.

Você precisa da polícia antigentrificação: o estrogênio. Quando ele mantém a contagem de citocinas MIF baixa no organismo, as inflamações desencadeadas são bem menos graves. No entanto, por sorte, isso não significa que seja preciso tomar medicamentos para manter o nível de estrogênio alto. Na verdade, isso traz alguns riscos, como um aumento na chance de desenvolver câncer de mama. Uma alternativa muito melhor (e mais agradável) do que qualquer medicamento é fazer sexo o maior número de vezes possível.

O esporte sob os lençóis nos oferece a possibilidade de unir o condicionamento físico à redução do estresse e de proteger o corpo a partir dos semioquímicos (substância química envolvida na comunicação entre os seres vivos) liberados. Esse coquetel hormonal é ainda mais eficaz quando amamos nosso parceiro ou nossa parceira sexual: sem afeto genuíno, a produção de oxitocina permanece muito baixa. O ideal, portanto, é não simplesmente fazer sexo, mas "fazer amor" no sentido mais verdadeiro da palavra.

No entanto, como qualquer medicamento, o sexo tem riscos e efeitos colaterais. Sem contar os possíveis "acidentes sexuais" que, não raro, vão parar no pronto-socorro, a atividade sexual intensa pode ter efeitos contraproducentes em um sistema cardiovascular adoecido: a causa mais frequente de morte durante o jogo do amor é o acidente vascular cerebral. Acontece que, durante o ato, a pressão arterial sobe e os vasos cerebrais enfraquecidos podem não aguentar.

Portanto, o sexo é o melhor remédio para prevenir uma doença cardiovascular, mas não cura uma condição preexistente. Seja como for, ele fortalece o sistema imunológico, e isso diminui o risco de inflamações não apenas na área cardiovascular, mas em todo o corpo.

E então? Está esperando o quê? Vá agora mesmo para a cama!

O exército (quase) imbatível do corpo

Aonde quer que vamos existem criaturinhas à nossa espreita. Eles estão nas maçanetas, nos teclados, nos corrimãos e, acima de tudo, na nossa pele. Estou falando dos menores seres vivos do planeta: protozoários, bactérias, vírus e fungos, todos eles causadores de doenças. Mas, para ser justo, a maior parte das bactérias é completamente inofensiva aos seres humanos.

Se esses microrganismos não invadem nosso corpo e nossos órgãos, devemos agradecer ao sistema imunológico. Sim, é verdade que muitos vivem em simbiose (associação entre duas espécies que é benéfica para ambas) com o ser humano. O sistema imunológico é responsável por manter o equilíbrio entre nossas necessidades e as dos nossos pequenos companheiros, mas, em geral, só percebemos esse ato heroico quando o sistema está restabelecendo o equilíbrio comprometido por causa de uma doença. Se o exército do nosso corpo – uma forma precisa de descrever o sistema imunológico – não combatesse de forma firme e permanente todos os agentes patogênicos com os quais entramos em contato, em pouco tempo teríamos uma inflamação no músculo cardíaco[26] ou um monte de outras doenças.

No entanto, o sistema imunológico não age apenas contra encrenqueiros de fora, mas também contra as próprias células, caso tenham se degenerado e se tornado maléficas. Isso é bom, pois alguém precisa manter a ordem na casa. Mas às vezes o exército do corpo exagera e ataca estruturas saudáveis, criando um escarcéu só porque alguém está ouvindo música alta ou se esqueceu de arrumar a cama. Chamamos essa condição de doença autoimune.

---

[26] Veja "Cartão vermelho para o coração", na página 176.

O sistema imunológico pode ser dividido em dois: o inato e o adquirido. Os dois nos protegem de agentes patogênicos, mas existem grandes diferenças entre ambos.

Sistema imunológico inato

Como o próprio nome diz, já nascemos com o sistema imunológico inato. Entre seus mecanismos de defesa estão, por exemplo, o manto ácido da pele, que mata a maioria dos agentes patogênicos externos. Outro é a lisozima, enzima antibacteriana da saliva que age na região bucal. A superfície viscosa das membranas mucosas contém substâncias antibacterianas e é outro instrumento de defesa inato: quem consegue escalar uma muralha viscosa sem a ajuda de um equipamento especial?

O mais importante de tudo, porém, é que o sistema inato evita que germes perigosos nos prejudiquem ou reduz o estrago que eles podem causar dia após dia. E, como um verdadeiro exército, este também tem unidades especiais e combatentes especialistas em uma determinada tarefa.

Os granulócitos vão na linha de frente. Assim como outras células de defesa, eles são um tipo de glóbulo branco, também conhecidos como leucócitos. Ao contrário dos eritrócitos, os leucócitos possuem núcleo, mas não têm hemoglobina, que transporta o oxigênio. Quando descobrem agentes patogênicos durante a "ronda" pelo corpo, notificam imediatamente seus companheiros, que se reúnem e usam toxinas especiais para exterminar sem piedade todos os intrusos que encontrarem.

Os macrófagos, células grandes encarregadas de "engolir" e destruir corpos estranhos e volumosos no organismo, terminam o serviço rapidamente. Quando há infecção – ou seja, quando germes conseguem se infiltrar no organismo –, os macrófagos são atraídos por proteínas reguladoras à cena do crime, onde devoram o que não pertence ao local. Quando estão em número insuficiente para realizar o serviço, pedem reforços por meio de um sofisticado meio de transmissão de mensagens.

Esses mecanismos se desenvolveram ao longo de milhões de anos de evolução, sempre se adaptando às necessidades do momento. Assim como os agentes federais, o sistema imunológico inato usa um esquema de reconhecimento de intrusos perigosos – as "células exterminadoras naturais". Ao contrário dos agentes federais, as células exterminadoras naturais agem com menos discrição e comportam-se mais como o Rambo. Elas são especializadas em descobrir células doentes e neutralizá-las e, com isso, impedem que tais células evoluam e se transformem em tumores malignos. Fazem isso forçando células infectadas ou mutantes a cometer suicídio, num necessário processo biológico conhecido como apoptose, que elimina uma parte das células que está em constante mutação, ou seja, alterando suas informações genéticas. Caso as células se multipliquem e sua prole seja doente, é preciso que células exterminadoras naturais as reconheçam e as neutralizem o mais rápido possível. Do contrário, o resultado pode ser fatal para nós.

Existe outro motivo para nossas células terem a capacidade de cometer suicídio. Quando ainda somos embriões, durante um tempo os dedos ficam ligados por uma espécie de membrana, fazendo nossos membros se parecerem com os pés de um pato. Se a morte celular programada não as fizesse desaparecer, nossos antepassados moradores da selva teriam dificuldade para pular de galho em galho.

Todos esses "protetores" pertencem ao sistema imunológico "sólido", mas nosso exército também conta com elementos líquidos. Substâncias conhecidas como proteínas plasmáticas circulam pelo sangue em busca de intrusos indesejáveis. Ao contrário das células exterminadoras naturais, elas não atacam diretamente um agente patogênico, mas se aproximam dele com discrição.

Dessas proteínas, cerca de 30 formam o chamado sistema complemento, composto de proteínas que "grudam" nos microrganismos, penetram neles e os neutralizam. Ao mesmo tempo, dilatam os vasos sanguíneos e convocam as células de defesa para ajudar no combate.

Nosso exército alista recrutas o tempo todo. Ele os encontra com a ajuda de semioquímicos especiais chamados de interleucinas, que, entre outras ações, estimulam o crescimento, o amadurecimento, a divisão e a ativação dos leucócitos.

Com tudo isso, a impressão é de que o sistema de defesa inato é invencível, mas não se engane: embora ele reaja rapidamente a intrusos, tem métodos pouco inovadores. Não importa se o organismo foi infectado pela primeira ou pela centésima vez, ele sempre reage da mesma forma. Enquanto seus métodos são eficazes, não há problema; caso contrário, ele precisa de apoio urgente.

Sistema imunológico adquirido

Esse apoio vem do sistema imunológico adquirido, muito mais inventivo e flexível do que o sistema inato, não só porque pode se adaptar muito melhor a qualquer situação, mas também porque é capaz de aprender.

Cada intruso traz marcas típicas em sua superfície, e as células do sistema imunológico adquirido conseguem reconhecer esses sinais. Mas elas não ficam satisfeitas em destruir os germes perigosos e se comportam como os índios nos filmes de faroeste: além de matarem os oponentes sem a menor piedade, elas arrancam pedaços do cadáver para exibir como um troféu. Esse comportamento dá às outras células a oportunidade de memorizar essas características, ao menos por alguns anos.

Assim, na primeira vez em que um agente patogênico entra em contato com o sistema imunológico adquirido, ele gera um registro na memória celular e forma células específicas que entram em ação num piscar de olhos quando o agente patogênico volta a atacar. Isso só acontece com a ajuda dos linfócitos B e T. A tarefa dos linfócitos B é defender o organismo de agentes patogênicos e outras substâncias estranhas ao corpo. Para isso, produzem anticorpos que reagem imediatamente a marcas típicas de um germe conhecido – pense no escalpo arrancado –, grudam-se neles e os neutralizam. De certa forma, são as algemas de nosso corpo.

Quer que eu seja um pouco mais específico? Tudo bem. Se os linfócitos B inativos encontram um material estranho ao corpo (chamado de antígeno) enquanto circulam no sangue, eles imediatamente o absorvem, desmembram e apresentam os fragmentos em sua superfície. Esse é o sinal para o outro tipo de linfócito, o linfócito T auxiliar, começar a liberar suas proteínas reguladoras. Aliás, o "T" indica a glândula na qual as células amadurecem, o timo, que fica atrás do osso esterno. Ela é fundamental na infância e na puberdade. Depois disso, passa a ser usada com menos frequência no amadurecimento dos linfócitos T e encolhe aos poucos, até restar apenas uma bolinha de gordura pequena e quase inativa.

As proteínas produzidas nos linfócitos T ativam os linfócitos B, que partem na mesma hora para os linfonodos e o baço, onde começam a se multiplicar em ritmo frenético, produzindo anticorpos diferentes, até que um deles seja perfeitamente adequado à luta contra o agente patogênico encontrado. O lema aqui é "Quanto mais melhor". Uma pequena parte dos linfócitos B continua se desenvolvendo para se tornar linfócitos B de memória, que se lembrarão do intruso por um bom tempo.

No último estágio do processo de amadurecimento, os linfócitos B se transformam em plasmócitos. Nesse momento, não têm mais vontade de se dividir e passam a produzir apenas os anticorpos reconhecidos como especialmente adequados.

Como vimos, o sistema imunológico é bastante complexo e sofisticado. No entanto, ele precisa ser assim se realmente quiser proteger o corpo de intrusos sem acabar se atacando. Precisa distinguir as células próprias das alheias e conseguir reconhecer os agentes patogênicos de imediato. Um simples corte no dedo é suficiente para abrir caminho para germes patológicos nas autoestradas do nosso corpo. Se nosso exército não fosse tão habilidoso na contenção dos agentes patogênicos que estão sempre ameaçando os vasos sanguíneos, o coração e outros tecidos e não os neutralizasse, não viveríamos muito tempo.

Uma forma de ajudar o sistema imunológico nessa missão tão crucial é dar uma mãozinha com as vacinas, injetadas no organismo para aproveitar a capacidade de memorização do sistema imunológico. Injetamos no paciente agentes patogênicos mortos ou enfraquecidos, inofensivos para nós, mas que têm a mesma superfície e, por isso, desencadeiam reações iguais. Se, em algum momento, o agente voltar a entrar no corpo, o ataque já estará mais do que preparado. As células da memória reconhecem o inimigo sem o menor esforço e os plasmócitos começam imediatamente a produzir uma enorme quantidade desse anticorpo, que vinha esperando sua missão desde a primeira infecção. Contra eles, os intrusos não têm a menor chance – e o vacinado permanece saudável.

É só uma picadinha

– Esse terrorismo de vacinação precisa parar! Eu nunca vou deixar ninguém injetar esse veneno no MEU filho.

Estou num trem a caminho de Berlim e ouço a conversa de duas passageiras perto de mim – aparentemente uma mãe jovem com uma acompanhante mais ou menos da mesma idade.

– Pois é. Nós não vacinamos Paul – continua a mãe –, e ele está muito saudável. E o melhor: não demos 1 CENTAVO para essas multinacionais loucas que querem enfiar a mão no nosso bolso.

A amiga assentiu, compreensiva.

– Além de tudo, os glóbulos sempre ajudaram quando ele precisou.[27]

Eu compreendo a preocupação da mãe com a saúde do filho, mas qualquer um que consiga reunir tantos clichês em uma só frase com certeza mal se deu ao trabalho de pesquisar sobre o tema. Sei que o trem não é o lugar ideal para me intrometer, por isso mantive a boca fechada, ainda que com muita dificuldade.

No entanto, mesmo no meu círculo de conhecidos, eu sempre ouço perguntas sobre a eficácia da vacinação. Pessoalmente, sou um grande fã das vacinas – também chamadas de imunizações –, pois além de proteger contra doenças como a paralisia infantil, a meningoencefalite transmitida por carrapato ou a gripe, ela também defende o coração da miocardite, a inflamação do músculo cardíaco.

Claro que a mãe no trem pode dizer que nem todas as vacinas são iguais. É verdade. E não só existem diversos tipos de vacinas, como também uma ampla gama delas. Em princípio, porém, todas elas funcionam da mesma forma: preparando o organismo

---

[27] Imagino que ela estivesse falando dos glóbulos de homeopatia.

para um futuro contato com agentes patogênicos. Existem dois métodos básicos de imunização: a passiva e a ativa.

Na imunização ativa, são administrados agentes patogênicos enfraquecidos ou mortos no organismo. O corpo lida com eles do mesmo modo que faria com qualquer invasor vivo: produzindo anticorpos e memorizando tudo o que precisa saber para combater uma segunda infecção. Nesse método, pode demorar algumas semanas até que o organismo desenvolva uma proteção total contra o agente patogênico.

A imunização passiva, por outro lado, é aplicada quando já houve contato do organismo com o agente patogênico, ou se isso pode acontecer em um futuro próximo. Nesse caso, o sistema imunológico não tem tempo de produzir os anticorpos necessários, por isso eles são transferidos para o corpo em sua forma sintetizada. Afinal, não faria sentido inocular a cópia de um patógeno em um organismo que já o tem. Nesse caso, os anticorpos não são produzidos por nosso sistema imunológico, mas retirados do corpo de um animal – por exemplo, galinhas, porcos, cavalos, vacas ou porquinhos-da-índia que, por sua vez, receberam imunização ativa. A vantagem desse processo é que o efeito é imediato. Mas quais são os riscos associados a esses procedimentos?

Na imunização passiva, os animais doadores do soro imunológico podem trazer um problema à pessoa imunizada, ainda que isso seja um acontecimento raro. Quando a vacina da varíola, a primeira imunização ativa da história, foi desenvolvida há quase 200 anos, foram utilizados ovos de galinha para a produção dos anticorpos – embora na época ninguém soubesse ainda em que consistia o efeito da imunização e o conceito de "anticorpo" ainda não tivesse sido criado. Até hoje os ovos de galinha têm um papel importante na produção de vacinas.

Nesse processo, um agente patogênico vivo é injetado no ovo fertilizado. Depois disso, é preciso aguardar um período. Quanto mais o pintinho – ou seu embrião – se desenvolve, mais agentes será possível encontrar no ovo. Por fim, o ovo é aberto e os agentes patogênicos contidos nele são mortos por substâncias químicas para que não possam mais desencadear a doença. No entanto, frações dele continuam vivas e são suficientes para que o sistema imunológico produza anticorpos contra a infecção. O problema é que o vacinado pode ter uma reação alérgica ao resíduo de proteína do ovo injetado.

A vacina também pode ser produzida em grandes biorreatores industriais, onde as células infectadas são cultivadas mediante a implantação de genes dos agentes patogênicos em outros microrganismos (como bactérias ou leveduras). No interior das células hospedeiras, os genes produzem versões fragmentadas do agente patogênico, que podem ser utilizadas para a imunização.

Mesmo quando uma nova vacina tem eficácia comprovada em estudos com animais e seres humanos e é lançada no mercado, o processo de controle de qualidade não está encerrado. Na Alemanha, qualquer complicação da vacinação deve ser registrada pelo médico imediatamente no Paul-Ehrlich-Institut, o instituto federal alemão para vacinas e biomedicina (no Brasil, essa responsabilidade fica a cargo da Anvisa, a Agência Nacional de Vigilância Sanitária). A partir de então, o instituto decide se é preciso tomar medidas. Em 2001, uma vacina contra a meningoencefalite foi tirada do mercado por apresentar complicações frequentemente.

Uma forma comum de prevenir esses tipos de reação alérgica é usar os chamados anticorpos monoclonais como vacina, que são substâncias fabricadas em laboratório por meio de um processo complexo que se ligam de forma muito mais específica ao respectivo antígeno do que os anticorpos produzidos pelos linfócitos B. O anticorpo monoclonal funciona como uma chave que se encaixa em apenas uma fechadura.

Se você sente mal-estar, febre ou outros sintomas depois de tomar uma vacina, é preciso distinguir uma reação normal à vacina de uma complicação real, pois mesmo um agente patogênico morto pode fazer o organismo pensar que está doente. Nesse caso, pode haver mal-estar e febre. Quando isso acontece, muitos acreditam que não se deram bem com a vacina e estão sofrendo uma complicação mais grave, mas esses sintomas leves costumam ir embora tão rápido quanto apareceram.

Graças às campanhas de vacinação geral, doenças potencialmente letais, como a varíola – que fazia as pessoas tremerem só de ouvirem falar seu nome –, são, hoje, consideradas erradicadas. Em 1988, houve pouco menos de mil casos de paralisia infantil; em 2004, esse número foi reduzido a zero (no Brasil, segundo o site do Unicef, o último caso de poliomielite foi registrado em 1989). O número de crianças com difteria e rubéola foi reduzido em 90%.

Precisamos agradecer às campanhas abrangentes de vacinação por esses resultados. Se uma criança não vacinada não contrai difteria é só porque, hoje em dia, há pouquíssimos transmissores. Felizmente, a maioria das crianças é vacinada, levada pelos pais que não acreditam em propaganda enganosa e que confiam nas muitas pesquisas sobre os efeitos positivos de uma campanha abrangente de vacinação.

As vacinas são imprescindíveis, sobretudo se o paciente tiver doenças preexistentes, como diabetes ou doenças cardiovasculares. Essas pessoas têm um sistema imunológico menos eficiente do que uma pessoa saudável, por isso, até uma infecção leve pode desencadear complicações dramáticas, como uma miocardite.

Por sorte, a medicina moderna criou vacinas específicas contra alguns agentes patogênicos que podem causar a inflamação. Acontece, porém, que mesmo uma imunização contra o vírus influenza, o tétano ou a difteria pode ser uma verdadeira bênção para o coração doente. As vacinas não apenas protegem o coração e outros órgãos de doenças infecciosas perigosas, mas também tornam o mundo um lugar mais seguro para todos. Tudo isso só com uma picadinha.

Cartão vermelho para o coração

Bip, bip, bip, bip, bip. São 6h30 da manhã, toca o despertador. Você acorda e se senta na cama, mas... nossa! Você se sente como se tivesse tomado uma surra. Parece que pegou um resfriado. No dia anterior, o único sintoma era uma leve coceira no nariz, mas hoje a sensação é de que você serviu de saco de areia para um boxeador. E ainda nem tentou sair da cama. Você luta para ficar em pé, cada movimento causa dor. Talvez um analgésico ajude, então, você toma um comprimido e entra no banho. Depois, vai para o trabalho. O comprimido ajudou, você se sente um pouco melhor. Que bom, porque sua mesa está cheia de trabalho no escritório.

Quem nunca passou por isso? Quem nunca levou uma doença para o ambiente de trabalho ao se arrastar até lá, com o nobre objetivo de atender à expectativa do chefe e dos colegas. Mas isso é saudável? Claro que não. E você não está prejudicando só a si mesmo, mas também aos colegas, que talvez também estarão fungando daqui a alguns dias.

Mas não é tão ruim assim, pensa você. No fim das contas, não faz diferença ficar na cama por uma bobagem ou engolir um comprimido para ir ao trabalho. Mas é aí que você se engana. Acontece que, com seu senso exagerado de dever, você cria as bases para uma miocardite, e de bobagem isso não tem nada. Na miocardite, os agentes patogênicos atacam não só o músculo cardíaco, mas também as artérias coronárias, o que pode enfraquecer todo o órgão a ponto de causar insuficiência cardíaca permanente, com todos os seus sintomas secundários.

Um caso grave de miocardite pode levar à morte, mas como é muito difícil diagnosticá-la, não existem números exatos de sua frequência. Segundo os números do Departamento Alemão de

Estatísticas, em 2012, 3.797 pessoas receberam o diagnóstico de miocardite aguda. O número estimado de casos não registrados pode, no entanto, ser muito maior.

A doença é perigosa porque ela pode atingir qualquer pessoa, não importando a idade. É por isso que, de vez em quando, vemos jogadores de futebol aparentemente em forma desabarem no meio do jogo e não se levantarem mais. Diagnóstico: morte súbita cardíaca. A causa pode ser uma infecção gripal não totalmente curada, que é uma infecção viral inofensiva, mas que, caso o paciente não descanse e se recupere por completo, pode piorar e atacar o coração. Nesse caso, qualquer atividade esportiva representa um esforço adicional para o coração, e isso pode ser a gota d'água.

Se, no entanto, o paciente descansa o bastante e se recupera por completo da infecção, é muito improvável que uma miocardite se desenvolva. Na verdade, existe um método de prevenção eficaz para minimizar o risco de miocardite: tomar todas as vacinas básicas quando criança e renová-las regularmente quando adulto. Além disso, quem se alimenta de forma saudável – como descrito no Capítulo 5 –, dorme o suficiente e pratica esportes com regularidade melhora o desempenho do organismo e o protege de qualquer tipo de doença, sobretudo de uma inflamação do músculo cardíaco.

8

GINÁSTICA RÍTMICA PARA O CORAÇÃO

A ligação entre o esporte, nossos aplicados glóbulos vermelhos e um coração forte

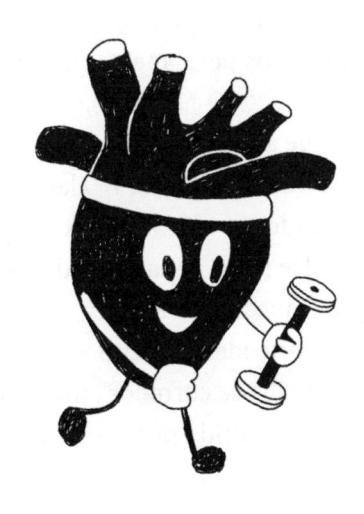

Pule, coração, pule

Apesar de o noticiário sempre mostrar histórias de esportistas que tiveram morte súbita cardíaca, nenhum médico afirmaria que atividade física não faz bem para o coração. Aliás, a opinião unânime é de que o condicionamento físico é crucial para a saúde cardíaca. Diversos estudos comprovam que esportes regulares diminuem o risco de morte prematura causada por doença cardiovascular. Além disso, quem pratica esportes é mais tolerante ao estresse, o que faz bem ao coração. Mas qual é o melhor tipo de esporte para nós? Afinal, queremos fazer algo de bom pelo corpo, e não causar danos permanentes às articulações ou a outras partes.

O importante é que a atividade física escolhida seja diversificada e que não seja uma obrigação. E, claro, que seja divertida. Você pode ler sobre todos os efeitos do sexo no Capítulo 7, o qual recomendo a todos. De resto, cada indivíduo sabe melhor o que lhe traz felicidade e o que lhe faz bem.

Para muitos, o esporte ideal é correr. Outro dia um amigo me contou sobre o tal "barato de corredor", uma espécie de sensação de euforia muitas vezes sentida por atletas de resistência, corredores de longas distâncias. O responsável por isso é o hormônio da felicidade, a endorfina, que faz o atleta se sentir leve e acreditar que pode continuar correndo para sempre sem jamais se cansar. Eu, sedentário, também quis sentir isso uma vez na vida. E para isso só existia um jeito: pôr a mão na massa... ou melhor, o pé na massa!

Saí de casa supermotivado, ansioso por uma corridinha no parque. Quinze minutos depois de começar a correr, porém, eu já estava de volta, me arrastando, completamente exausto.

Queria que alguém tivesse me dito antes que nem todo mundo sente o "barato de corredor"; que os que sentem são, em sua maioria, atletas bem treinados e geralmente ele só aparece quando um corredor em plena forma leva seu corpo até o limite do esforço.

Eu me consolo com a ideia de que não quero quebrar o recorde olímpico, só exercitar o coração e o sistema circulatório, mesmo que não sinta o "barato de corredor". Uma coisa é certa: com treinamentos constantes, o coração reage como qualquer outro músculo. Ele cresce e se fortalece. Isso significa que pode bombear mais sangue e que, durante a corrida, supre melhor nossos músculos ávidos por oxigênio. Além de tudo, um coração bem treinado não só trabalha melhor durante o exercício, como bate com menos frequência para abastecer o corpo de forma ideal durante o repouso.

Pensando no coração como um motor, fica fácil explicar por que a expectativa de vida de quem pratica esportes é maior do que a de sedentários (mesmo se levarmos em conta as mortes súbitas cardíacas). Um motor que está sempre girando no máximo de rotações por minuto estraga mais rápido que outro em velocidade baixa. O mesmo vale para um coração fora de forma, que, para abastecer o corpo, precisa bater mais rápido que um coração em forma.

Mas, talvez, a melhor forma de explicar isso seja com um simples cálculo. Digamos que um coração fora de forma bata, em média, 80 vezes por minuto, enquanto um em forma bate 50 vezes. Após 70 anos, o coração fora de forma terá batido quase 3 bilhões de vezes, contra 1,8 bilhão de vezes do coração treinado – ou seja, cerca de 40% menos batimentos. Parece ótimo, mas é mesmo?

Tem gente que diz que o esporte faz mal – afinal, sempre ouvimos histórias de atletas (sobretudo os que estão no fim da carreira, que já não treinam tanto quanto antes) que sofrem uma miocardite e morrem precocemente. Mas a verdade é que isso só vale – se é que vale – para atletas de altíssimo desempenho. Para atletas amadores, os especialistas são unânimes em dizer que praticar esportes não faz mal. Pelo contrário: é fundamental para um coração forte e saudável. E, para quem tem medo de desenvolver uma "síndrome do coração de atleta", meu conselho é: evite abandonar a prática de forma abrupta e procure "destreinar" de forma lenta e segura, reduzindo o ritmo e a frequência de exercícios aos poucos. Dessa forma, nada de ruim poderá acontecer.

Um grupo de pesquisadores de Manchester investigou os efeitos do esporte nas células marca-passo do coração de ratos. Colocaram um grupo de "ratos atletas" para correr em uma esteira por uma hora por dia durante 12 semanas, enquanto os "ratos sedentários" tiveram permissão para evitar qualquer esforço. No fim do experimento, os roedores fisicamente ativos tinham uma frequência cardíaca em repouso mais lenta do que o de seus colegas preguiçosos.

Os pesquisadores descobriram que essa diferença se dá por causa de alterações no nó sinusal, o principal marca-passo do coração, onde correntes de íons que atravessam canais de membranas especiais fazem as células marca-passo se estimularem de forma independente. Quando investigaram o código genético dessas células, os cientistas descobriram que os ratos atletas possuíam menos genes para esses canais iônicos do que as células dos animais sedentários. Ou seja, a prática esportiva regular modificou de forma permanente a estrutura interna do principal marca-passo do coração.

A prática regular de exercícios não só deixa o coração maior, mais forte, mais eficiente e mais lento – melhor no geral –, mas influencia o código genético das células do nó sinusal, que, como consequência, produzem claramente menos impulsos para o batimento cardíaco.

Foi uma pena eu não ter conseguido sentir o "barato de corredor" com meu experimento. Eu era muito bom nisso lá pelo quinto ano do ensino fundamental. Sempre que eu abria a boca e falava besteira para os garotos mais velhos da escola, precisava correr feito uma bala para chegar em casa em poucos minutos!

O sistema de luta ou fuga

O que me transformava em um ótimo velocista no caminho para casa não eram apenas minhas pernas, mas a parte autônoma do meu sistema nervoso, também chamada de "sistema nervoso dos órgãos". Embora o nó sinusal seja o principal marca-passo do coração, os centros superiores podem se valer do sistema autônomo para influenciar sua atividade. Por isso, de acordo com a necessidade, o coração bate ora mais rápido, ora mais devagar, ora mais forte, ora mais fraco.

No sistema autônomo existem dois ramos: os sistemas nervosos simpático e parassimpático. Juntos, eles controlam grande parte das nossas funções corporais, sobretudo a do coração. E, embora funcionem de forma totalmente inversa, os dois se complementam de maneira perfeita. Em uma situação de emergência, o sistema nervoso simpático imediatamente nos deixa em estado de alerta vermelho: dilata nossas pupilas para podermos enxergar em ambientes mal iluminados, aumenta a atividade muscular para podermos lutar – ou fugir mais rápido – e dilata nossos brônquios para respirarmos melhor. Para descrever a totalidade desses efeitos, o psicólogo norte-americano Walter Cannon cunhou o termo *"flight-or-fight response"* – "reação de luta ou fuga". Uma descrição perfeita! Quando eu corria dos outros garotos mais velhos até chegar em casa, eu estava em fuga, e meu sistema nervoso simpático era minha inesgotável propulsão a jato.

O sistema nervoso parassimpático tem o efeito inverso, "relaxante", que é ativado, por exemplo, quando comemos muito e entramos no famoso estado de "coma pós-almoço" e capotamos no sofá. Isso acontece porque a digestão tem prioridade máxima, por isso os nervos parassimpáticos reduzem toda a atividade do corpo e aumentam a irrigação sanguínea do estômago, do intestino e do fígado.

O sistema nervoso simpático exerce diversos efeitos sobre o coração. Um deles é o aumento da frequência cardíaca, o que demonstra sua influência direta sobre o nodo sinusal. Além disso, ele aumenta o poder de contração das células do músculo cardíaco. O mecanismo responsável por isso é a ativação dos chamados receptores adrenérgicos beta-1 na membrana celular. Por fim, o sistema nervoso simpático pode reduzir a duração da contração muscular para que o coração possa bater mais rápido. Com isso, mais sangue rico em oxigênio é transportado para as células, e eu posso correr mais rápido para fugir.

Por sorte, é possível influenciar o complexo sistema nervoso autônomo com medicamentos, o que é bastante útil no tratamento de doenças cardiovasculares crônicas e, em especial, na medicina de emergência. Um grupo de medicamentos desse tipo são os betabloqueadores, que impedem a ação dos receptores beta-1 e reduzem a pressão arterial e o pulso em estado de repouso. Outro grupo de medicamentos que age sobre o sistema autônomo são os digitálicos, que são produzidos a partir de uma planta chamada dedaleira. Esses preparados são usados no tratamento de pacientes com insuficiência cardíaca grave, pois aumentam a força da contração cardíaca e reduzem a frequência cardíaca.

O caso dramático de uma parada cardíaca requer uma intervenção ainda mais drástica: o médico administra doses de adrenalina e atropina para aumentar a atividade do sistema nervoso simpático e inibir o parassimpático. A adrenalina é um hormônio simpatomimético, termo que descreve bem sua função, pois "mimese" significa imitação, e a adrenalina imita o sistema nervoso simpático, ou seja, aumenta sua atividade, o que causa aumento da frequência cardíaca, dilatação dos brônquios e elevação da pressão arterial. A atropina, por sua vez, age como parassimpatolítico, ou seja, como um "bloqueador do efeito parassimpático", diminuindo a influência das fibras parassimpáticas no coração. Quando as duas substâncias com efeitos similares são administradas, é muito mais provável que os esforços para fazer o coração voltar a bater sejam mais bem-sucedidos.

No entanto, esses medicamentos não atuam somente no sistema cardiovascular. Na verdade, em doses baixas é possível se beneficiar de seu efeito também no dia a dia. Assim, muitos sprays nasais contêm adrenalina (também chamada de epinefrina), que contrai os vasos na mucosa nasal, reduzindo inchaços rapidamente. No entanto, o efeito só continua ativo se não for utilizado com muita frequência, pois, do contrário, ocorre o efeito rebote, que faz a mucosa nasal voltar a ter irrigação sanguínea mais forte e permite sua dilatação. Não surpreende que tanta gente fique dependente de sprays nasais.

Os oftalmologistas também utilizam substâncias análogas à atropina (na química e na farmacologia, o termo "análogo" descreve substâncias químicas com função e constituição química semelhantes). Quando pingadas nos olhos, elas inibem os efeitos do sistema parassimpático sobre eles, que, entre outras tarefas, fazem as pupilas se contraírem. Consequência: a influência simpática predomina e as pupilas se dilatam. Esse efeito facilita a vida do oftalmologista, que precisa avaliar sua retina. Mas para os pacientes existe uma desvantagem: por um tempo, eles enxergam tudo borrado.

Antigamente, as pupilas dilatadas eram consideradas bonitas, por isso as mulheres pingavam misturas de atropina nos olhos. A atropina é extraída de uma planta venenosa, a beladona, "mulher bonita" em italiano.

Sangue bom

O que seria do motor sem combustível? Nada além de um punhado de metal inútil. O motor serve para fazer o carro andar. E para isso é preciso encher o tanque. O que a gasolina representa para o motor o sangue representa para o nosso corpo. Sem o líquido vermelho, nada funciona.

Como o sangue cumpre muitas funções vitais, é comum ser chamado de nosso órgão líquido, e com razão. Em média, um adulto tem entre 5 e 6 litros de sangue correndo pelos vasos. A verdade, porém, é que ele é formado por partes líquidas e sólidas. Em um homem adulto, a parte líquida, o plasma, compreende cerca de 55% do volume sanguíneo (na mulher o percentual é um pouco menor) e ela é formada sobretudo por água, proteínas, sais e monossacarídeos, mas também contém uma série de outras substâncias. Os outros 45% contêm componentes sólidos, conhecidos como hematócrito – basicamente células sanguíneas e células especializadas do sistema imunológico.

Um tempo atrás, quando estava brincando com minha sobrinha pequena na sua casa da árvore, ela disse algo que me fez refletir. Desastrado como sempre, eu tinha ferido o braço. Ela viu o que aconteceu e resolveu soprar o local para "sarar" e, quando acabou, disse, surpresa: "Seu sangue parece molho de tomate."

Quando você olha para o sangue e pensa nas suas características, fica claro que ela estava certa: o sangue é vermelho, viscoso e, assim como o ketchup, contém açúcar e diversas substâncias sólidas. Do ponto de vista da física, o sangue é um líquido não newtoniano, o que significa apenas que tem propriedades líquidas diferentes das da água. Isso acontece porque o sangue contém diversas substâncias que não se dissolvem em plasma, como acontece com o sal na água.

Essa mistura de líquido e sólidos não dissolvidos é chamada de suspensão. No caso do sangue, é possível comprovar isso pelo fato de que suas propriedades mudam com a velocidade de fluxo: quanto mais rápido o sangue flui, mais a suspensão se transforma em emulsão, uma mistura bem dividida de dois líquidos não misturáveis. A culpa disso é da plasticidade das hemácias. Se você derramar uma colher de azeite em um copo com água, de início as substâncias não vão se misturar, e o azeite formará uma camada na superfície do copo, acima da água. Mas, se mexermos com força, o óleo se dividirá em gotas mínimas e se distribuirá na água. Isso é uma emulsão. O sangue, por sua vez, flui rápido, por isso as células sanguíneas se comportam de forma semelhante às gotas de óleo na água.

Entre as células do sangue estão, além dos já mencionados eritrócitos e leucócitos,[28] as plaquetas, responsáveis pela coagulação do sangue em ferimentos. Se você é desastrado como eu e machuca o braço à toa, as plaquetas imediatamente dão início ao processo de estancamento do sangue. Para isso, elas se unem em grandes quantidades e liberam uma proteína em forma de filamentos chamada fibrina. Um filamento de fibrina é mil vezes mais fino do que um fio de cabelo e é uma das substâncias mais elásticas conhecidas pela biologia. Os filamentos da fibrina formam uma rede densa que impede que o sangue saia pela ferida. Em determinadas circunstâncias, esse mecanismo pode salvar vidas.

---

[28] Veja "O exército (quase) imbatível do corpo", na página 166.

Glóbulos vermelhos e doping

Por que a Eritreia se chama Eritreia? Porque fica às margens do mar Vermelho. A palavra grega *erythrós* significa "vermelho". Pelo mesmo motivo, os glóbulos vermelhos se chamam eritrócitos. Neste caso, a segunda parte da palavra deriva do grego *kýtos*, que significa "recipiente". São as células mais encontradas no sangue dos vertebrados: entre 24 e 30 bilhões. Nos humanos, elas não possuem núcleo, têm formato de disco e borda elevada. Essa forma facilita a absorção de oxigênio, pois a distância do centro da célula até sua membrana externa é muito mais curta do que seria se a célula tivesse formato redondo.

Quando os eritrócitos assumem outra forma, significa que há algo de muito errado. Isso pode acontecer quando há desidratação, intoxicação, falta de determinada vitamina ou um defeito genético. Como resultado, elas perdem o formato original, achatado, e passam a parecer uma bolota, um copo alto ou até mesmo um lírio. Elas também mudam de forma nos capilares estreitos, onde os eritrócitos abrem mão de sua carga de oxigênio e absorvem o dióxido de carbono. Nesse caso, porém, a mudança é intencional e benéfica, pois, com a mudança, elas se esticam para poder passar uma após outra pelos vasos estreitos, como se formassem uma fila indiana.

Como já expliquei nos primeiros capítulos, a tarefa dos glóbulos vermelhos é transportar o combustível – ou seja, o oxigênio – dos pulmões para os tecidos e depois levar o dióxido de carbono de volta para os pulmões. Eles transportam oxigênio como burros de carga por causa da hemoglobina, proteína que forma mais de 90% da massa dos eritrócitos e tem a cor vermelha graças a uma ligação com o hemo, um átomo de ferro central.

Mas como a hemoglobina sabe quando é hora de liberar oxigênio e absorver dióxido de carbono e vice-versa? Quem cuida disso é o chamado efeito Bohr, que mantém o equilíbrio do pH no sangue. Quanto mais dióxido de carbono o sangue retém, mais ácido fica e vice-versa. Por isso o sangue rico em oxigênio é mais básico do que aquele que circula nos capilares nas pontas dos dedos, onde predomina o dióxido de carbono. Para restabelecer o equilíbrio entre os gases e manter o pH o mais constante possível, os eritrócitos nas pontas dos dedos liberam oxigênio e absorvem dióxido de carbono, enquanto a troca de gases no pulmão acontece na direção contrária.

Em longo prazo, o trabalho de carregar os gases pelo corpo é muito pesado para os eritrócitos. Isso explica por que eles não vivem muito tempo: com quatro meses, são desmembrados por células macrófagas no fígado, no baço e na medula óssea. Isso obriga o corpo a substituir constantemente os eritrócitos mortos. Assim, por segundo, a medula óssea produz cerca de 2 milhões de eritrócitos; por dia, o corpo gera de 150 a 200 bilhões de eritrócitos, que vão parar na corrente sanguínea.

Em adultos, os eritrócitos são formados na medula óssea vermelha, mas os fetos os formam no fígado e no baço. Em grande parte, esse processo é controlado por um hormônio chamado eritropoietina, também conhecida pela sigla EPO (hormônio responsável pela produção de hemácias), que ficou famosa por ser usada por atletas (sobretudo do ciclismo) que queriam ter melhor rendimento esportivo. Assim que os sensores do corpo registram falta de oxigênio em algum lugar, os rins produzem eritropoietina, que, por sua vez, estimula a produção maciça de glóbulos vermelhos. Isso eleva a capacidade do sangue de transportar oxigênio e aumenta visivelmente o desempenho físico. Para estimular esse processo, esportistas submetem-se a um treinamento forte e estendido em locais de grande altitude, onde há menos oxigênio, obrigando o organismo a aumentar a produção de EPO e o número de eritrócitos no sangue.

Mas existe um jeito muito mais fácil de garantir o primeiro lugar na linha de chegada: injetar a EPO na corrente sanguínea pouco antes da corrida. Claro que isso é doping e todos sabem que é proibido, pois não só é injusto com os concorrentes, mas também muito perigoso para o próprio atleta. Se aumentamos o número de eritrócitos por meios artificiais, o sangue fica mais viscoso e o risco de infarto, derrame e danos a órgãos aumenta de maneira considerável. Uma mistura de EPO e estimulantes é um coquetel arriscado; quem o usa, acaba pagando um preço alto. Na verdade, é muito comum que atletas de alto desempenho que se dopavam morram de infarto ainda jovens.

Resumidamente, não há doping capaz de substituir um treinamento intensivo ao longo de anos. Por exemplo, o coração dos atletas dopados que tomam hormônio do crescimento fica mais musculoso que o das pessoas normais, mas o crescimento da musculatura cardíaca se volta para dentro, o que acaba reduzindo a capacidade dos ventrículos.

Uma forma muito mais saudável de promover o crescimento da musculatura cardíaca são os treinos regulares e contínuos. Com isso, ele ficará cada vez mais forte e poderá alcançar um desempenho de campeão – sem o auxílio de substâncias ilícitas.

9

SEM PRESSÃO, NADA ANDA

Os mecanismos da pressão arterial

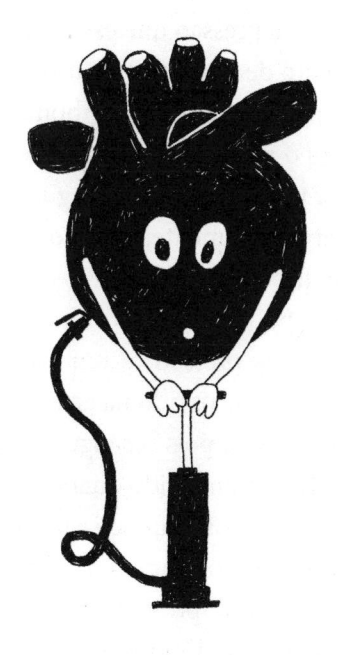

Medindo a pressão

O termo "pressão arterial" é usado para descrever a pressão que o sangue exerce na parede das artérias de determinada região do sistema circulatório. É preciso ficar atento a dois valores: o da sístole e o da diástole, informalmente chamados de valores alto e baixo. Quando o ventrículo esquerdo está cheio, ele se contrai e bombeia sangue para a aorta. Os médicos chamam esse processo de sístole; então, a pressão que esse movimento exerce nos vasos é a sistólica. Dito de outra forma, o valor sistólico informa a pressão máxima na qual o sangue é bombeado para fora do coração e segue para o resto do corpo. Em seguida, o ventrículo esquerdo precisa ser preenchido com sangue de novo. Nesse momento, a pressão cai naturalmente, e o valor mínimo que alcança nesse momento é a diástole.

Esses dois valores podem ser encontrados com um esfigmomanômetro (aparelho de pressão) e um estetoscópio no braço. Quando o estetoscópio é encostado na artéria da dobra do braço, de início não se ouve nada, pois o sangue corre sem obstáculos ali. Líquidos só produzem um ruído quando encontram resistência, como um riacho silencioso que só se faz ouvir quando a água encontra uma pedra como obstáculo. É aí que entra em cena o medidor de pressão: quando preso ao redor do braço e inflado, ele comprime o braço, criando uma pressão cada vez maior na artéria, até que, por fim, a pressão é tanta que o sangue para de fluir. Nesse momento, a válvula do aparelho de pressão é aberta e a braçadeira desinsufla lentamente – reduzindo a pressão exercida pelo medidor. Quando a pressão do medidor é igual à do interior da artéria, um jorro de sangue passa pelo estreitamento da artéria.

Esse jorro breve produz um ruído audível. Assim que é ouvido, é possível verificar a pressão arterial no aparelho de pressão

– logicamente, a sistólica. Em uma pessoa saudável, o valor é de cerca de 120 mmHg.[29]

Quando mais ar é liberado, é possível ouvir um ruído que lembra um batimento todas as vezes que o sangue pressiona a artéria ainda comprimida. Isso acontece até que o sangue possa fluir sem empecilhos. A partir desse ponto não se ouve mais nada, e é nesse momento que se deve ler o valor da pressão diastólica no medidor. Em geral, ela fica entre 70 e 80 mmHg. A indicação de pressão 12/8 (fala-se 12 por 8) significa que, nas artérias, predomina uma pressão máxima (sistólica) de 120 a 125 mmHg e uma pressão mínima (diastólica) de 80 mmHg.

Quando a pressão arterial medida em repouso ultrapassa 140/90 mmHg, considera-se um caso leve de pressão alta, ou, no jargão médico, de hipertensão de grau 1, ou leve. Um valor a partir de 160/100 mmHg é considerado hipertensão arterial de grau 2, e a partir de 180/110 mmHg é considerado hipertensão arterial de grau 3, ou grave.

Um fenômeno muito comum em consultórios médicos e hospitais é a chamada hipertensão do jaleco branco, que surge quando o paciente entra num hospital ou consultório e fica agitado, elevando temporariamente sua pressão arterial. Para desconsiderar esse efeito, é possível realizar uma observação de longo prazo, durante vários dias, com um dispositivo automático de medição de pressão.

---

[29] A abreviação significa milímetros de mercúrio. Antigamente, media-se a pressão com uma coluna de mercúrio, parecida com um termômetro. Nesse método, observava-se quantos milímetros de mercúrio a pressão fazia subir na coluna.

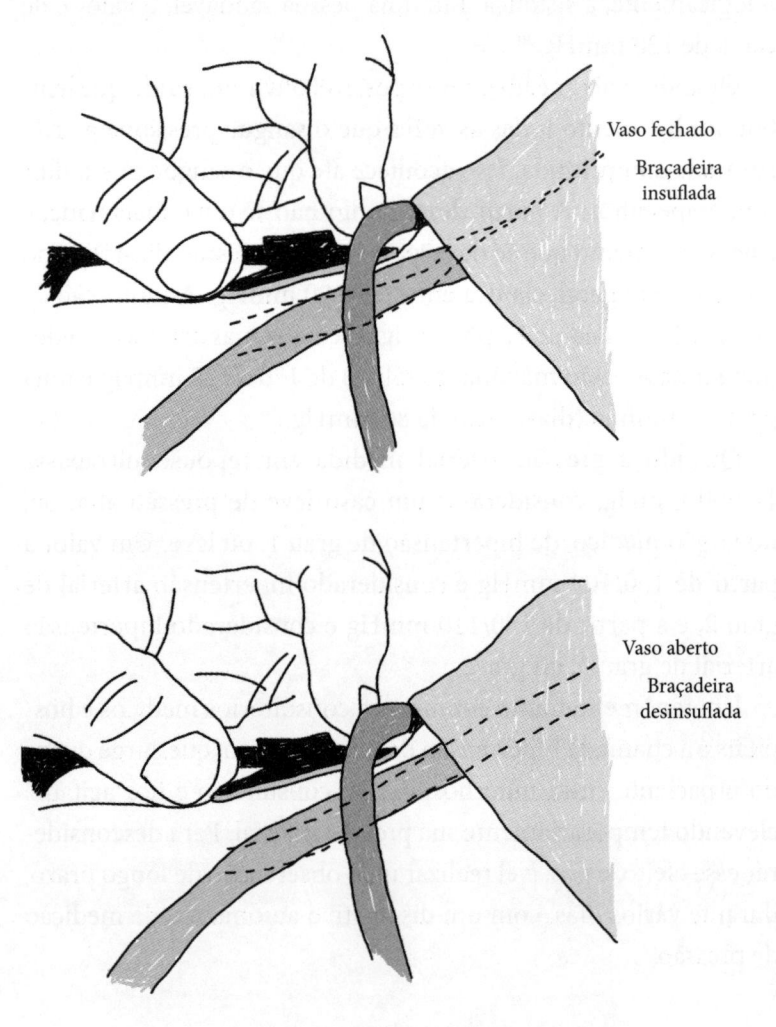

A medição da pressão arterial: a linha pontilhada
mostra a artéria do braço.

Quando a pressão arterial permanece alta, cresce o risco de danos ao sistema vascular. Uma possível consequência perigosa é que uma artéria no cérebro se dilate até se romper ou mesmo estourar como um balão de ar cheio. Dependendo do diâmetro do vaso atingido, o acidente faz jorrar mais ou menos sangue, e isso pode ter consequências graves, entre as quais até a morte. Um vaso sanguíneo constantemente exposto a uma pressão excessiva está sempre em grande estresse e pode acabar sofrendo danos irreversíveis.

Na medicina de emergência é comum ouvir que a pressão sistólica deve ser superior a 100 mmHg e a diastólica, inferior a 100 mmHg. Nesse caso, o paciente está bem. De fato, isso vale para a maioria das pessoas, mas pode não ser a solução padrão para todos os casos de avaliação da pressão arterial. Se o paciente sofre de pressão alta crônica, com um valor de 18/10, e tem um choque circulatório, a pressão vai cair rapidamente, por exemplo, para 13/7. A pressão está até baixa, mas isso representa um perigo grave. Nesse contexto, "choque" descreve não uma situação de forte agitação ou tensão nervosa, mas uma desproporção entre o volume necessário de sangue e o volume disponível. O resultado é uma deficiência na irrigação dos capilares, condição conhecida como hipovolemia. Caso afete o cérebro, a falta de irrigação pode significar morte imediata.

Existem dois tipos de hipovolemia, a absoluta e a relativa. A absoluta é consequência, por exemplo, de um acidente grave, em que o corpo perde muito sangue. No caso da hipovolemia relativa, o volume de sangue não é alterado, mas grande parte fica preso nas pernas e em outros tecidos da parte inferior do corpo. O resultado, em princípio, é o mesmo: os órgãos recebem poucos nutrientes e, acima de tudo, oxigênio.

Uma medida útil e rápida para ajudar um paciente com crise de hipovolemia relativa é erguer as pernas dele. Isso ajuda o fluxo de sangue a seguir na direção do coração. No caso de crise de hipovolemia absoluta, essa medida não fará mal ao paciente, contudo o mais importante é estancar o sangramento o mais rápido possível. Seja como for, da próxima vez que tiver vontade de ficar de pernas para o ar por um tempo, lembre-se de que agora você pode dar a desculpa de que tem problemas circulatórios para poder se deitar e descansar.

De pernas para o ar

É uma tarde ensolarada de verão. Estou pegando um solzinho sentado em um banco no estacionamento das ambulâncias. Foi um dia calmo. Alguns transportes de pacientes, duas ocorrências tranquilas, nenhum caso complicado. Ainda restam três horas de serviço. Com preguiça, observo os pássaros piando e escuto zumbidos vindos dos arbustos.

De repente meu pager vibra, e minha tarde de verão idílica é interrompida.

Um paciente levou uma picada de inseto e teve uma desregulação circulatória, provavelmente por causa de uma reação alérgica. Ele precisa com urgência de uma ambulância – ou seja, de nós – e de um médico emergencista, que possivelmente virá da cidadezinha ao lado da nossa.

Stefan e eu entramos na ambulância e, segundos depois, estamos a caminho do local da ocorrência, a luz azul e as sirenes ligadas. Quatro minutos mais tarde, chegamos ao endereço e encontramos um homem na rua acenando para nós. Desço da ambulância e, como sempre, coloco a mochila de primeiros socorros nos ombros, seguro a bolsa de oxigênio na mão esquerda e o aparelho de ECG na direita.

Seguimos o homem agitado até os fundos da casa, onde encontramos uma idosa deitada na grama, ao lado de um canteiro de flores. Ela está consciente; respira um pouco mais rápido que o normal, mas isso não representa perigo. O que chama a atenção é a sua pele, que está da cor do giz. Quando ela nos vê, aponta para a mão e sussurra:

– Aqui! Picou aqui.

Enquanto eu aplico uma compressa fria no local da picada, Stefan faz uma rápida anamnese e verifica a pressão arterial.

– Pulsação regular, difícil de sentir, taquicárdica – diz rapidamente, enquanto preparo uma infusão e procuro um ponto adequado para inserir um acesso venoso.

"Pulsação regular" é uma boa notícia, e, dada sua situação, a dificuldade para senti-la no antebraço é normal. Taquicárdica significa que a frequência da pulsação está elevada.

– Pressão 12 por 8 – diz Stefan.

Fico de orelha em pé. À primeira vista, uma pressão 12 por 8 parece normal, mas, como a mulher está muito pálida, talvez 12 por 8 seja uma pressão muito mais baixa do que o normal para ela. Nesse momento, Stefan pergunta sobre doenças preexistentes. Com uma expressão culpada, ela conta que sofre de pressão alta, mas que não tomou os medicamentos hoje. Conta também que sua pressão normal é 19 por 11. Agora tudo faz sentido.

Pressão arterial baixa demais, pulso acelerado demais e picada de inseto: tudo aponta para um choque anafilático, também chamado de choque alérgico ou anafilaxia. Quando isso acontece, os vasos se dilatam como reação ao veneno do inseto, as paredes ficam permeáveis e o sangue vaza para dentro do tecido. O sinal mais visível de choque anafilático são os inchaços em forma de vergão. A idosa tem vários espalhados pelo corpo.

No choque anafilático, os órgãos do paciente não recebem sangue suficiente. Quando ele fica em pé, o sangue não chega em quantidade suficiente à cabeça, e quando o cérebro não é irrigado com sangue suficiente, o paciente cai. Para o corpo, o tombo é desagradável, mas na verdade esse é um truque muito inteligente do cérebro: quando o corpo cai, o cérebro passa a receber mais sangue.

É fácil entender esse efeito quando se compara o paciente com uma garrafa d'água. A boca da garrafa é a cabeça do paciente, o meio da garrafa é o resto do corpo, e o sangue é a água. Se a garrafa está cheia até a boca, a água alcança todas as partes do seu bojo. Se a garrafa só está pela metade (como o corpo em estado de choque anafilático), a boca permanece seca, da mesma forma que o cérebro não recebe sangue. Tombando a garrafa, ao menos um pouco de água chega à boca. Fazendo uma analogia com o corpo humano, é muito mais fácil o paciente perder a consciência em pé do que deitado. Como já mencionei, uma técnica para melhorar a irrigação de sangue na cabeça e no cérebro é erguer as pernas do paciente. Foi o que fizemos com a mulher. Depois de colocado o acesso venoso, aos poucos a infusão substituiu o sangue que faltava, e a mulher começou a recuperar a cor. Nesse momento, ouvimos a sirene da ambulância com o médico emergencista, mas, por sorte, já estava tudo bem, e o médico nem foi necessário.

Além da queda (geralmente involuntária), o corpo tem outros mecanismos para evitar que a pressão arterial despenque. Um dos mais imperceptíveis é o chamado sistema renina-angiotensina-aldosterona (SRAA), que contrai os vasos e aumenta o volume de sangue. A relação é lógica: quando o coração bate mais forte e bombeia mais sangue, está aumentando a pressão. Além disso, quanto mais estreito o vaso sanguíneo, maior será a resistência que ele oferece à corrente sanguínea – logo, mais alta será a pressão.

A angiotensina II é o principal hormônio do sistema renina-angiotensina-aldosterona. Quando é liberado, ativa as fibras simpáticas, que estreitam os vasos para que a pressão neles aumente. Mas vamos começar do começo: antes da liberação da angiotensina II, já existe um pré-estágio de hormônio no plasma sanguíneo: a angiotensina. Outra enzima semelhante ao hormônio encontrado no plasma é a renina, que pode ser produzida nos rins ou na glândula suprarrenal, mas também no útero, na glândula salivar ou na glândula pituitária.

Quando a angiotensina e a renina se encontram, a renina quebra o angiotensinogênio para formar a angiotensina I. Em seguida, a angiotensina I é convertida pela enzima conversora de angiotensina (ECA) na substância ativa angiotensina II (quanta criatividade, não?). Entre outros efeitos, a angiotensina II estimula a contração das fibras musculares lisas nas paredes dos vasos sanguíneos, aumentando a resistência do vaso. Ela é uma espécie de treinadora dos vasos sanguíneos que fica gritando: "Vamos lá! Mais uma flexão! Quero ver vocês suarem!"

A angiotensina II também nos faz sentir sede e aumenta nosso apetite para alimentos salgados. Ela estimula o córtex suprarrenal a produzir um hormônio esteroide chamado aldosterona, que induz os rins a reter íons de sódio e cloreto. Como consequência, mais água fica retida no corpo, em vez de ir parar na privada. Combinados, todos esses efeitos provocam um aumento expressivo no volume de sangue no corpo – portanto, também da pressão.

Como já vimos, a ECA desempenha um papel decisivo nesse complicado mecanismo que aumenta a pressão. Fazendo o caminho inverso, é possível reduzir a pressão por meio de medicamentos que bloqueiam a atuação da enzima. Esse é o princípio por trás de uma série de redutores de pressão denominados inibidores de ECA.

O hormônio antidiurético (HAD), particularmente um dos meus preferidos, também é produzido na glândula hipófise com participação da angiotensina II. Ele aumenta a retenção de água nos rins, em vez de liberá-la na forma de urina. Consequência: a pressão arterial aumenta.

Na prática, funciona assim: você está no bar. Sua bexiga está cheia de cerveja, o que faz você cruzar as pernas. A sensação desconfortável nas suas partes baixas aumentou: não é mais aquela fisgada leve e se transformou numa pressão ardida. Você sabe por experiência própria que está fazendo o correto ao se segurar, pois, quando vai ao banheiro pela primeira vez, passa a ter que voltar de 15 em 15 minutos. O problema é que a dor já está excruciante. Pouco depois você se rende: vai ao banheiro e alivia a bexiga castigada. Quando você bebe, vai ao banheiro com frequência porque o álcool inibe o hormônio antidiurético. Os rins retêm menos água, a bexiga enche mais depressa e você se transforma numa cachoeira humana.

Em curto prazo, o coração pode reagir ao aumento da pressão arterial usando o apêndice atrial direito, uma extensão do átrio direito. Quando distendido em consequência do aumento do volume de sangue, ele libera um hormônio que estimula os rins a eliminar cloreto de sódio junto com a água, o que causa uma redução na pressão arterial.

No entanto, se o nível de angiotensina II permanecer elevado por um período mais longo, a pressão arterial também aumentará, o que pode causar danos a órgãos e vasos. Por isso, a hipertensão deve ser tratada sempre com medicamentos, como os inibidores da enzima conversora da angioteusina (ECA). Uma alternativa são os betabloqueadores, que diminuem a força da contração do coração e, com isso, a pressão e a frequência cardíaca. Nesse caso, todas as precauções devem ser tomadas, sobretudo caso o coração já esteja enfraquecido. No começo, um coração fraco deve receber doses mínimas, que crescem na medida da tolerância do paciente. Caso esse procedimento não seja seguido, há o risco de a pressão sanguínea ser reduzida mais do que deveria.

Com uma mudança de estilo de vida, é possível influenciar muitos fatores envolvidos na pressão arterial – como a alimentação, o consumo de álcool e o tabagismo –, mas outros sofrem pouca ou nenhuma influência. Uma pesquisa alemã relatou, por exemplo, uma clara relação entre pressão alta e peso no nascimento. Segundo o relatório, pessoas que nascem com menos peso têm mais chance de desenvolver hipertensão arterial do que pessoas com peso maior. Ao que parece, os bebês mais leves têm a pressão arterial nitidamente mais baixa do que os bebês mais pesados, mas durante o primeiro ano de vida a pressão aumenta mais nos que nasceram mais leves.

O motivo para esse mecanismo inesperado parece ser o chamado "crescimento compensatório". Quanto mais rápido o corpo do bebê tenta compensar o crescimento que falta, mais aumenta o risco de desenvolver problemas cardiovasculares, o que, mais tarde na vida, significa um problema de pressão alta que precisa de tratamento.

As mulheres também costumam exibir oscilações na pressão arterial durante o período de gestação. Isso é comum e, no geral, não representa um perigo. A gravidez é um fenômeno natural maravilhoso, e o coração da mulher está bem preparado bater não só pela mãe, mas também pelo feto.

Batendo por dois

Para os futuros pais, a gravidez é uma época extremamente agitada, que pode provocar muitas palpitações em ambos. Será que tudo vai correr bem? Como será a nossa vida como pais? Você também sente os chutes? Sempre fico impressionado quando vejo um pequeno milagre crescendo dentro de outro ser humano. Tudo muda em um período curto, e não digo isso porque um de meus colegas pintou de rosa o quarto que era seu cantinho especial da casa e o transformou num quarto para bebês. Sua mulher teve que fazer sacrifícios muito maiores – um deles, lutar contra a pressão alta.

Cerca de um quarto das grávidas desenvolve hipertensão induzida por gravidez (HIG, também denominada hipertensão gestacional) a partir da 20ª semana, e as mães com sobrepeso são as mais afetadas. Essa condição por si só não é perigosa, desde que haja acompanhamento médico regular. Se, porém, a pressão arterial ficar alta demais, a internação será a única saída. No hospital, a pressão arterial é reduzida com medicamentos e a mãe não precisa ter medo de prejudicar o filho com o remédio, pois o médico se certifica de que está tudo bem com a mãe e o feto.

Na maioria dos casos, após o parto a pressão arterial da mãe se normaliza depois de três meses, voltando aos valores normais. Ainda é preciso fazer mais pesquisas para descobrir por que a pressão arterial pode subir tanto, mas se especula que tem a ver com o aumento do volume de sangue no corpo: durante a gravidez, o coração da mãe não bate só por si, mas também pela criança.

Como fica a situação da mulher que tem problemas cardíacos? Afinal, a gravidez é um período de enorme esforço para todo o organismo, inclusive para o coração da futura mãe. Não só porque o volume de sangue aumenta em cerca de 50%, mas porque o coração também cresce, pois precisa trabalhar muito mais. Como já vimos, a oscilação de pressão durante a gravidez é muito frequente, mas, caso a mãe já tenha algum problema cardíaco antes de engravidar, isso pode ser ainda mais problemático. Se o coração da grávida está sobrecarregado e deixa de bombear sangue suficiente, o feto para de receber o suprimento necessário de sangue, o que pode causar seu subdesenvolvimento ou estimular seu nascimento prematuro ou até sua morte. Por questão de segurança, alguns ginecologistas até aconselham mulheres com problemas cardíacos a não engravidar. É o caso, por exemplo, de mulheres que se submetem a cirurgia de substituição da valva cardíaca[30] ou que desenvolvem a síndrome de Marfan, uma doença no tecido conjuntivo com diversos efeitos negativos para o coração.

Uma doença que tem recebido cada vez mais atenção nas pesquisas atuais é a chamada cardiomiopatia periparto (CMPP). O conceito técnico complicado pode ser traduzido por "doença do músculo cardíaco perto da data de nascimento". Descreve um fenômeno no qual, durante a última fase da gestação ou pouco depois do parto, a mulher com um coração totalmente saudável começa a apresentar sintomas como exaustão, falta de ar, tosse seca, edema nos membros inferiores e palpitações. Em seu efeito mais grave, a CMPP pode provocar um choque cardiogênico (insuficiência de irrigação sanguínea provocada por falta de capacidade de bombeamento do coração), que pode até matar.

Até o momento, os cientistas não fazem ideia do que pode causar essa doença, e atualmente ela é objeto de pesquisas intensas na Escola de Medicina de Hanôver. Uma teoria é a de que a CMPP é uma doença da parede interna dos vasos sanguíneos que pode ser causada, ao menos em parte, pela prolactina, o

---

[30] Valva cardíaca implantada artificialmente para substituir a valva natural que deixou de se fechar corretamente ou que ficou estreita demais.

"hormônio da amamentação", responsável pela produção do leite e pela retração do útero após o parto. Além disso, fatores de risco como hipertensão arterial, tabagismo ou infecções também parecem ter papel importante no desenvolvimento da CMPP.

Atualmente, cientistas em Hanôver estão pesquisando formas de tratar a CMPP com medicamentos que contêm uma substância chamada bromocriptina, que bloqueia o hormônio da prolactina. Segundo a diretora do estudo: "Embora os critérios para o surgimento da CMPP sejam claros, muitas vezes a doença não é detectada." Talvez seja porque, durante a gravidez, muitas mães vivem uma montanha-russa hormonal, por isso os sintomas da CMPP acabam passando despercebidos.

Por sorte, depois do parto, em geral não há motivo para preocupação. Pelo contrário: todos passaram por esse momento mais ou menos ilesos, uma nova vida veio ao mundo e, agora, mais um coraçãozinho está batendo alegre e saudável no peito de alguém.

10

CORAÇÃO DE BELA ADORMECIDA

Sono saudável (ou não), muito estresse, infelicidade no amor e defeitos cardíacos

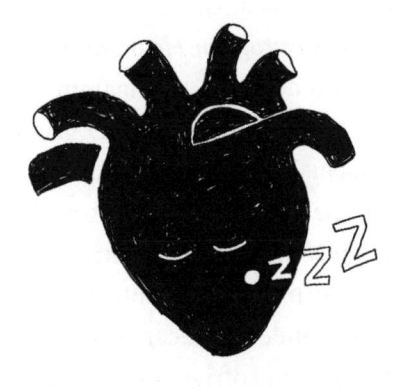

O coração não pode cochilar

Estou deitado na cama e escuto o tique-taque do despertador. Por que não consigo dormir? Ainda estou totalmente pilhado – hoje tive um dia estressante. Quer dizer, na verdade foi ontem, pois já são 3 e meia da manhã. Em pouco mais de três horas o despertador vai tocar de novo. Eu me viro para a direita, depois de volta para a esquerda. Em seguida, passo pelo menos 10 minutos buscando a posição ideal no travesseiro. Simplesmente não consigo parar.

Semana passada eu li sobre a correlação entre transtornos do sono e insuficiência cardíaca. Um grupo de pesquisa norueguês publicou no periódico *European Heart Journal* os resultados de um interessante estudo no qual investigaram por 11 anos um total de 54 mil pessoas de 20 a 90 anos. O grupo não conseguiu nenhuma prova conclusiva de que o transtorno do sono aumenta o risco de insuficiência cardíaca, mas deixou claro que a possibilidade existe, pois a insônia é fonte de estresse, que faz o organismo produzir vários hormônios bastante prejudiciais ao coração. Em longo prazo, isso pode provocar insuficiência cardíaca. No estudo, 1.412 participantes sofriam de algum tipo de insuficiência cardíaca. Entre eles, um percentual impressionante tinha dificuldade para adormecer e dormir a noite toda. Portanto, quem pode afirmar que problemas cardíacos não podem ser causados por outros fatores?

Para excluir essa possibilidade, os pesquisadores examinaram o estilo de vida dos voluntários, registrando a pressão arterial, os níveis de colesterol e atividade e a tendência a ter depressão e transtornos de ansiedade. Também consideraram peso e medidas do corpo. Em seguida, todos esses fatores foram subtraídos do levantamento. No entanto, a pesquisa não realizou observações em um laboratório do sono para descartar a influência de condições que aumentem o risco de doença cardiovascular, como a apneia do sono (interrupção momentânea da respiração durante o sono). Apesar disso, eles puderam concluir que fortes distúrbios do sono podem exercer uma influência negativa no coração.

Para entender como isso é possível, precisamos compreender as diferentes fases do sono. A primeira é a de adormecimento, que pode durar bastante, dependendo do nosso nível de agitação e do nível de atividade do corpo. Nessa fase, adormecemos devagar e é fácil acordar. Se nos deixarem em paz, porém, nossa frequência cardíaca diminui, a pressão arterial cai e a respiração fica regular. Os músculos, e sobretudo a psique, relaxam. Quando isso acontece, estamos prontos para avançar à próxima fase.

A fase seguinte dura alguns minutos. Embora os músculos continuem relaxados, nesse momento podemos ter fortes espasmos. Quem não dorme sozinho certamente já observou isso na outra pessoa, ou pior: já levou um chute dolorido na canela.

Apesar dessas contrações, nessa fase a frequência cardíaca diminui ainda mais e a pressão continua diminuindo. Os olhos começam a se movimentar bem lentamente sob as pálpebras e aos poucos entramos na terceira fase do sono. Nela, os olhos ficam quase parados e continuamos profundamente relaxados. No entanto, nessa fase existe a possibilidade de reviver os conflitos psíquicos do dia anterior, que até então não pareciam ter a menor importância. Quanto mais traumáticos forem, com mais frequência se repetem, e quando isso acontece o coração bate um pouco mais rápido.

Ao fim desse momento, podemos passar para a quarta fase. Nela a frequência das ondas cerebrais diminui ainda mais e o sono fica cada vez mais profundo, até finalmente alcançarmos a quinta fase: o sono profundo absoluto. É nela que o corpo melhor se recupera. A frequência cardíaca é lenta (em muitas pessoas, até menos de 50 batimentos por minuto), a pressão arterial está bastante baixa e estamos totalmente relaxados. Nessa fase, o corpo descansa e se regenera. O sistema imunológico, em especial, aproveita a possibilidade para se reagrupar. Só assim ele pode estar pronto para nos proteger de modo efetivo quando nos levantarmos. É por isso que quem dorme pouco fica doente com mais frequência.

A fase de sono profundo dura entre uma hora e meia e duas horas e se repete várias vezes ao longo da noite. Quando somos acordados nessa fase, temos uma enorme dificuldade para sair da cama e ficamos terrivelmente mal-humorados. Quando voltamos a nos deitar, em geral adormecemos logo.

Conforme a manhã se aproxima, o sono profundo é interrompido com mais frequência e chegamos à fase REM (*rapid eye movement*, ou movimento rápido dos olhos), em que os olhos se mexem rapidamente, o cérebro fica bastante ativo e a pressão arterial volta a subir junto com a pulsação. É a fase em que sonhamos, quando o corpo e a mente voltam a processar acontecimentos que vivenciamos acordados. Sem esse mecanismo, não conseguiríamos aliviar o estresse, o que poderia causar graves problemas físicos e psicológicos.

Isso significa que agora temos a desculpa perfeita para acordar tarde? Infelizmente, não. Será que o coração da Bela Adormecida é saudável? Afinal, ela bateu o recorde de tempo dormido. Isso fez bem para o coração dela? É provavel que não. É um milagre que, depois de um século, ela tivesse aquela aparência, pois dormir excesso é prejudicial. A questão não é bem o excesso de sono, mas a falta de movimento – depois de 100 anos, parada, a princesa deveria ter problemas. Na verdade, provavelmente seus vasos sanguíneos estariam bastante danificados e ela não deveria ser capaz de mover braços e pernas. Um corpo que não se movimenta fica cada vez mais fraco com o passar do tempo. Dormir durante 100 anos não mantém você jovem e saudável. Mesmo que ao despertar você ainda ganhe um beijo.

Pesquisadores da Universidade de Virgínia Ocidental comprovaram que pessoas que dormem mais de nove horas por noite têm 50% mais risco de infarto e doenças cardiovasculares do que os menos dorminhocos. Segundo a investigação, o tempo de sono ideal para o coração é de sete horas. Dormir regularmente menos de cinco horas por noite pode até dobrar o risco de doenças cardíacas. Ou seja, dormir de menos prejudica tanto quanto dormir demais. Sete é o número perfeito!

Coração doente de amor

A paixão é um dos sentimentos mais bonitos e empolgantes do mundo. Basta pensar na pessoa amada para fazer o coração saltar no peito. Ficamos cheios de energia e fazemos planos para o futuro. E um dos agradáveis efeitos em longo prazo é que os hormônios da alegria e da lealdade contribuem para a saúde cardíaca. Cientistas da Universidade da Califórnia descobriram que os batimentos cardíacos de casais entram em sincronia quando os dois se sentam um diante do outro e se olham nos olhos. Eles também viram que o coração da mulher se ajusta mais rápido ao ritmo do homem amado do que o contrário. Não se sabe bem o motivo disso, mas não é romântico que os corações dos casais compartilhem até a mesma frequência cardíaca?

Mas e se o romance acaba? O que acontece com o coração? Quem já se apaixonou sabe como é ruim sentir dor de cotovelo, se sentir desprezado, indesejado. A perda parece grande demais, e a dor, quase insuportável. Acordar de manhã, tomar banho e encarar o dia é um suplício. A fome vai embora e parece que o sol se pôs e nunca mais vai voltar.

Quando o relacionamento acaba, achamos que estamos vivendo uma tragédia digna dos palcos de teatro e ficamos desesperados, como se estivéssemos prestes a sucumbir emocional e fisicamente. Mas será que esse estresse emocional pode de fato nos matar? É possível morrer por causa de uma decepção amorosa?

A resposta é: sim, é possível, embora raro. Os sentimentos de ausência e tristeza prolongada após a perda da pessoa amada, além do estresse emocional em longo prazo, podem ter efeitos catastróficos no corpo. Na verdade, para que um acontecimento provoque danos físicos, nem é preciso que seja drástico ou capaz de mudar uma vida para sempre: falta de reconhecimento, assédios ou reclamações constantes bastam para provocar uma "crise de recompensa"[31] que desencadeie problemas físicos graves. A fonte da dor é na mente, mas ela é muito real e não tem nada de imaginária.

Um sintoma muito comum em países industrializados é dor nas costas. O simples medo de sentir dor nas costas nos faz ficar tensos, mudar a forma de andar, adotar posturas de proteção ao corpo. E assim entramos em um círculo vicioso. Apenas 20% dos adultos de nações industrializadas informa nunca ter sentido dor nas costas. Segundo estudos, a dor nas costas custa muitos bilhões de dólares por ano em todo o mundo. E ela pode ser causada pelo trabalho físico pesado, mas também pelo estresse emocional. Insatisfação e estresse no local de trabalho podem ser fatores fundamentais, mas uma tensão emocional influencia não só a postura corporal, mas também o equilíbrio hormonal e, com isso, o funcionamento dos órgãos.

Nesse contexto, uma doença descrita pela primeira vez há poucos anos é especialmente interessante: a cardiomiopatia induzida por estresse, ou seja, a alteração patológica do músculo cardíaco provocada pelo estresse (também conhecida como "síndrome do coração partido" ou "síndrome de takotsubo"). Ocorre predominantemente em mulheres na menopausa que viveram uma situação de exceção em que foram expostas a grande estresse físico ou emocional. Os sintomas da disfunção do músculo cardíaco causada por estresse são muito semelhantes aos do infarto – falta de ar grave e dor intensa no peito.

---

[31] A crise de recompensa pode surgir quando o indivíduo faz um esforço ou um sacrifício e não é recompensado de forma adequada. Ela pode ser causa de doenças psíquicas.

Quando um paciente sob forte estresse realiza um ECG, muitas vezes o resultado mostra elevação no intervalo ST, um sinal típico de infarto. Além disso, ele pode ter choque cardiogênico, arritmia e até fibrilação ventricular. Todos esses sintomas são potencialmente fatais e precisam ser tratados o mais rápido possível.

Quando esses casos são investigados, chama a atenção o fato de o problema não ser um estreitamento das artérias coronárias, mas uma deformação do ventrículo esquerdo, que fica praticamente paralisado e não consegue mais bombear o sangue de maneira correta. Quando as circunstâncias de vida do paciente melhoram, em geral a condição desaparece. Com um tratamento imediato e intensivo, o normal é que em cerca de um mês o paciente já esteja saudável e capacitado a lidar com o estresse de novo. Apenas 1% dos casos termina em morte.

Em 23 de outubro de 2004, o Japão sofreu um terremoto forte, de intensidade 6,8 na escala Richter. Após o ocorrido, um grupo de pesquisadores japoneses seguiu 16 pacientes diagnosticados com a síndrome. (Aliás, *takotsubo* é o nome de uma armadilha para capturar polvos, cuja forma lembra um músculo cardíaco que apresenta a síndrome do coração partido.) Com idade média de 71,5 anos, o grupo era formado por 15 mulheres e 1 homem que vivenciaram o terremoto. Os pesquisadores calcularam que o estresse desencadeado pelo desastre natural havia aumentado a probabilidade de surgimento da síndrome de takotsubo em 24 vezes. No entanto, ainda não se sabe por que quase todos os pacientes eram mulheres. Uma teoria aponta para o fato de que as mulheres são mais emotivas, mas esta me parece uma dedução prematura demais.

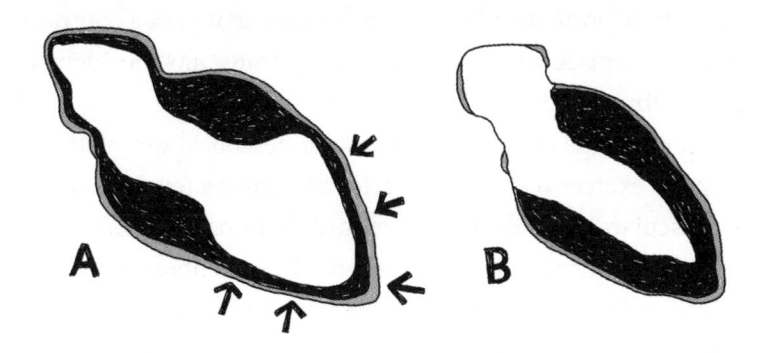

Na cardiomiopatia induzida por estresse (A), a musculatura no ápice do coração não se contrai corretamente. A outra imagem (B) mostra um coração saudável.

Outra tentativa de explicar esse fenômeno se baseia no fato de que muitos pacientes nessa situação apresentam aumento dos hormônios do estresse produzidos pelo córtex suprarrenal, principalmente a adrenalina e a noradrenalina. Desconfia-se que o nível mais baixo de estrogênio de mulheres após a menopausa deixa o coração mais suscetível aos efeitos do hormônio do estresse, mas essa explicação também me parece bastante forçada.

Por outro lado, experiências positivas – como ganhar na loteria – também podem desencadear a síndrome do coração partido. Nesse caso, parece mais provável que esteja relacionado a um aumento dos níveis de adrenalina e noradrenalina no organismo, porque o feocromocitoma – espécie rara de tumor que afeta as glândulas suprarrenais – provoca a produção e a liberação de uma carga alta do hormônio do estresse, semelhante à da síndrome do coração partido.

Pesquisadores alemães sugerem que a alta concentração de uma proteína chamada sarcolipina nas células musculares do ventrículo esquerdo poderia ser a causa da síndrome, pois ela inibe o transporte de cálcio, que é fundamental para a contração das células musculares – sua falta deixa o músculo consideravelmente enfraquecido.

Um grupo de cientistas de Dresden descobriu que a adrenalina pode exercer o efeito contrário: aumentar a tensão das células musculares ligando-se a receptores beta na superfície delas. Como consequência, proteínas especiais aumentam o poder de contração do músculo por meio de uma cascata de reações químicas no interior das células. Por outro lado, quando os pesquisadores injetaram uma dose elevada de adrenalina em ratos, os receptores se alteraram e outras proteínas reduziram bastante o poder de contração das células musculares por meio da mesma cascata de reações químicas.

Por que isso acontece? Uma teoria diz que o corpo tenta proteger o coração de influências danosas, mas exagera no caso da síndrome do coração partido, e o efeito contrário da adrenalina impediria, no caso de crise emocional, que os hormônios do estresse causassem um hiperestímulo das células musculares. Afinal, as consequências podem ser fatais.

Em 2004, cientistas realizaram um estudo com duas irmãs atingidas pela síndrome do coração partido e sugeriram que o risco de adoecer por causa dela seria genético. Em 2006, surgiu a suposição de que o gatilho da doença poderia ser uma infecção pelo herpesvírus humano tipo 5.

Como se pode ver, existem muitas abordagens de pesquisa e suposições sobre a causa da síndrome do coração partido, mas, como o número de casos descritos é muito pequeno, elas permanecem no campo da teoria. Para resolver o problema, em 2011 foi fundado o Takotsubo International Registry (InterTAK), do qual participam 26 centros de todo o mundo. Desde então, a iniciativa reúne dados de mais de 1.500 pacientes.

Graças a esse banco de dados, talvez um dia seja possível descobrir a causa da doença e, assim, otimizar seu tratamento. Uma coisa a pesquisa não conseguirá, porém: por mais bem-sucedida que seja, ela não conseguirá aliviar a dor de um coração partido. Não há médico no mundo que consiga acabar com o sentimento terrível que é sofrer por amor. A única coisa que alivia, ao menos um pouco, são bons amigos, que podem oferecer um bom apoio. E também é bom lembrar que o tempo cura qualquer ferida.

    Sofrer por amor é uma atitude vista como sinal de fraqueza, mas não concordo com essa visão. O que pode ser mais humano do que ficar profundamente abalado com o amor ou sua perda?

Nocebo e placebo

Por que achamos a dor de cotovelo tão ruim e torturante? Em parte, isso acontece porque, no meio do desespero, não imaginamos que vai passar. Como resultado, o sentimento se torna ainda mais intenso. Os médicos chamam isso de efeito "nocebo".

Esse fenômeno explica por que o medo de ter complicações sérias após tomar vacina faz alguns pacientes perceberem qualquer reação física como a pior doença que eles já tiveram. Claro que eles não fazem isso de propósito e que não está só na cabeça deles: o fenômeno tem consequências psicológicas totalmente mensuráveis. Existe até a história do homem que sofreu um infarto do miocárdio fulminante porque um boneco de vodu feito para ele foi "ferido de morte" e ele acreditava em magia vodu. Talvez essa seja apenas uma boa anedota, mas existem vários exemplos do efeito nocebo comprovados pela medicina.

Os médicos conhecem bem este fenômeno: os pacientes que recebem explicações detalhadas sobre os possíveis efeitos colaterais de medicamentos tendem a sofrer mais desses efeitos do que pacientes que não recebem explicações. O mais interessante: não importa se o medicamento contém uma substância ativa ou é um simples "tiro de festim".

O mesmo vale para o efeito oposto. Anos atrás, eu disse à minha irmã que poderia cuidar de suas filhas por três semanas. Para ser mais exato, das minhas duas sobrinhas e do meu cunhado. Antes de começar a realizar minhas tarefas, por precaução, repassei as instruções da minha irmã: acordar as meninas de manhã, dar banho nelas, colocá-las para tomar café da manhã, levar a mais velha para o jardim de infância e passar o dia cuidando da mais nova. Tudo isso evitando que a casa fosse destruída ou pegasse fogo.

Confiante, eu me despedi da minha irmã, mas já no primeiro dia cheguei ao limite. Deixo cair um vidro de picles e, enquanto tento catar 1 milhão de caquinhos de vidro afiados, deixo o almoço queimar, ouço sons de vômito e choro vindo do quarto das crianças. Até agora, porém, tudo ainda está sob controle. Depois de aprender a trocar fralda, saio com Katarina para ir buscar sua irmã mais velha, Sophie, na escola. Então, vamos almoçar. Graças à minha falta de capacidade multitarefa, em vez de comer legumes orgânicos, vamos ao McDonald's.

À noite, vamos buscar Werner no trabalho. Quando chegamos em casa, ele tranca as portas do carro com o controle remoto. Bam! A porta do motorista se fecha. Bam, bam! As portas do carona e uma porta de trás se fecham. Bam! Logo depois da última batida, ouço um grito de arrepiar a espinha. Corro ao redor do carro. Sophie prendeu o dedo na porta. Desesperado, tento abrir a porta.

– ABRE! – berro para Werner.

Quando a porta finalmente é aberta, levamos Sophie para a cozinha e examinamos o dedo ferido. Ela não para de chorar. Uma bolha de sangue começou a se formar sob a unha, e o dedo está completamente roxo. Colocamos gelo no dedo e decidimos que eu vou levar Sophie ao hospital e que Werner vai cuidar de Katarina em casa. O único jeito de saber se o osso sofreu alguma lesão é com uma radiografia.

De volta ao carro, Sophie se acalma e só está soluçando um pouco.

– Você já esteve num hospital? – pergunto enquanto ligo o motor.

– Já, mas eu nunca tive nada tão feio!

Ela está com medo. Dá para perceber.

Paro o carro no acostamento e dou um comprimidinho branco a Sophie.

– Engula isto aqui – peço. – Você vai se sentir melhor.

Nem um minuto depois, pergunto se ela está melhor, e ela confirma com a cabeça.

Minutos depois, entramos no estacionamento ao lado do pronto-socorro. Na hora de fazer a radiografia, ela não reclama, não faz careta nem quando o assistente abre os dedos dela para o exame.

– Tudo bem? – pergunto.

– O remedinho ajudou – responde ela, assentindo.

O assistente de radiologia me lança um olhar acusador, como quem diz: "Você não deve dar analgésicos para crianças!"

Depois de esperar um pouco no canto de brinquedos das crianças, somos chamados e atendidos por um médico jovem e simpático.

– Vamos dar uma olhada nas imagens agora? – pergunta ele.

Foi fácil reconhecer o problema. O médico vira-se para ela e, sorrindo, diz:

– Seu dedo está quebrado.

– Sério?!? – respondeu ela, surpresa, então abriu um sorriso. – Que legaaaal!

Na sala de tratamento, o médico estoura a bolha de sangue sob a unha com todo o cuidado.

– Se doer, fale na hora.

– Não vai doer – diz Sophie, sem o menor medo, e sorri para mim, enquanto o médico usa uma agulha para perfurar a unha sem anestesia. – Eu tomei um analgésico!

Ao fim, a enfermeira põe uma tala no dedo. Fim do sofrimento.

Por que eu contei essa história? Por um lado, porque tenho as sobrinhas mais legais do mundo; por outro, porque quero mostrar a efetividade do apoio emocional, de uma distração e da sensação de estar em boas mãos. Ah, sim... e daquelas bolinhas de menta pequenas e brancas. Elas são ótimas para dores no dedo.

Esse conhecido fenômeno que utilizei no caso de Sophie é o contrário do efeito nocebo: o efeito placebo. Esse é o fenômeno responsável pela melhora do paciente que acredita em sua eficácia, mesmo que não tenha nenhuma substância ativa. A pessoa simplesmente se sente melhor, e seu efeito é tão real quanto a piora no efeito nocebo. Nenhum deles é fruto da imaginação.

Um tipo de tratamento que se vale do efeito placebo é a homeopatia. Ela usa os princípios ativos às vezes tão diluídos que por vezes não são mais detectáveis; ou seja, no geral, poucas moléculas do princípio ativo estão presentes. Segundo todas as pesquisas científicas, eles não causam nenhum efeito. Se eu enterrar uma aspirina no jardim de casa, a água dos lençóis freáticos não vai ficar saturada com o princípio ativo do comprimido e ajudar na dor de cabeça. Ainda assim, muitas pessoas acreditam no efeito curativo dos medicamentos homeopáticos. Não vejo nada de errado nisso. Caso alguém tenha um problema e, depois de ingerir as bolinhas homeopáticas (glóbulos), se sinta melhor, maravilha. No entanto, em uma doença séria – por exemplo, uma infecção grave –, ou caso os sintomas persistam, é melhor recorrer à medicina tradicional.

A revista médica *The Lancet* publicou um estudo amplo sobre a homeopatia que concluiu que seu efeito fisiológico – ou seja, sobre os processos biológicos do corpo – é totalmente nulo. No dia seguinte, jornais e revistas publicaram matérias com manchetes como "Homeopatia só na imaginação". A questão, porém, é que isso está longe de ser verdade. Os preparados homeopáticos são muito úteis na exploração da capacidade humana de autocura. A embalagem do princípio ativo é mais importante do que o conteúdo, mas isso não muda o fato de que os pacientes que acreditam nela se sentem bem melhores depois de a tomarem. Foi o caso de Sophie, que engoliu uma balinha de menta sem efeitos medicinais porque achava que era um analgésico.

Vale lembrar, porém, que o efeito placebo não funciona se for usado com muita frequência. Dar glóbulos ao filho toda vez que ele leva um tombo não é uma atitude muito inteligente, porque as feridas se curam sem qualquer medicamento, seja tradicional ou homeopático. Para a criança, qualquer coisa é "remédio", sejam comprimidos, xaropes ou as bolinhas de homeopatia. Por isso, elas podem acabar tendo a sensação de que precisam tomar medicamentos para qualquer dorzinha, o que pode, na idade adulta, levar ao consumo excessivo de medicamentos ou até ao vício.

O adulto tem liberdade para escolher que tratamento usar, mas, no caso da criança, recomendo cuidado com medicamentos que têm ou aparentem ter ingredientes ativos na receita, pois a pior coisa para uma criança é crescer dependente de um medicamento e com predisposição para o consumo excessivo de medicamentos e analgésicos.

Muitos analgésicos vendidos sem receita podem causar danos ao coração em longo prazo. Por exemplo, segundo um estudo do Instituto de Medicina Social e Preventiva da Alemanha, o diclofenaco, um anti-inflamatório bastante popular, aumenta em quatro vezes a taxa de mortalidade por condições cardiovasculares.

Quando minhas sobrinhas caem ou machucam os joelhos, não dou nenhum medicamento a elas. As duas não são apenas engraçadas e animadas, mas também mais fortes do que aparentam. Quando se machucam, basta segurar a mão delas e ouvir o que têm a dizer com atenção.

O coração esburacado

"Em geral, as pessoas são saudáveis." Essa é uma das minhas frases prediletas, especialmente verdadeira no que diz respeito às crianças, desde que o coração seja mantido sadio com uma alimentação guiada pelo bom senso, prática de atividades físicas e bastante relaxamento. Também vale para os nove meses que o bebê passa no corpo da mãe. No entanto, é possível que algo dê errado durante o desenvolvimento no ventre. Para dar três exemplos, se a futura mãe tiver diabetes, rubéola ou beber durante a gravidez, cresce o risco de a criança desenvolver um defeito cardíaco. Por ano, cerca de 160 mil bebês nascem com algum defeito cardíaco, e geralmente é possível diagnosticar a condição antes do nascimento. Em alguns casos, o problema melhora sem tratamento, mas em outros ele pode representar um risco à vida do recém-nascido. Seja como for, com o tratamento correto, 9 entre 10 bebês chegam à idade adulta.

Durante o desenvolvimento do coração do feto, muita coisa pode dar errado, desde a evolução incompleta dos septos cardíacos até a presença de vasos sanguíneos percorrendo caminhos inadequados e errados. Bebês com defeitos genéticos, como a trissomia do 21,[32] mais conhecida como síndrome de Down, representam de 40% a 60% dos casos de defeito cardíaco, em sua maioria, defeitos na parede que divide os átrios e os ventrículos. Mas as valvas, partes do músculo e partes de tecido conjuntivo do coração também podem ser atingidas.

---

[32] Condição na qual a criança nasce com três cromossomos 21, em vez de dois, como acontece nas pessoas sem a síndrome.

A malformação cardíaca mais comum em recém-nascidos é o defeito do septo interventricular, no qual a parede divisória dos ventrículos apresenta um ou vários orifícios. Se forem pequenos, geralmente não haverá sintomas, mas, caso sejam grandes, o sangue passa do ventrículo esquerdo para o direito, em vez de ser bombeado para o corpo por meio da aorta. Com isso, o ventrículo direito registra aumento de pressão, que se propaga pelas artérias pulmonares até alcançar o pulmão. Como resultado, esses órgãos sofrem danos e, com o tempo, o paciente desenvolve insuficiência cardíaca no ventrículo esquerdo.

A segunda malformação cardíaca mais frequente é a chamada tetralogia de Fallot, que, como o próprio nome diz, envolve quatro anormalidades cardíacas: a primeira é o já mencionado defeito do septo interventricular; a segunda, estenose pulmonar (estreitamento da via de fluxo do ventrículo direito para o pulmão); a terceira, hipertrofia do ventrículo direito do coração; e a quarta, desalinhamento da aorta (a aorta está tão deslocada para a direita que recebe não só o sangue rico em oxigênio, vindo do ventrículo esquerdo, mas também o sangue pobre em oxigênio do ventrículo direito).

O terceiro lugar pertence ao defeito do septo interatrial, no qual o orifício fica no septo entre os dois átrios. Pode causar arritmia e deixar a pele pálida ou até azulada. Em geral, essa condição reduz a capacidade física e causa falta de ar ao menor esforço.

O abastecimento de sangue de um feto é muito diferente do de um adulto. Por exemplo, existe uma ligação entre a artéria pulmonar (a que sai do ventrículo direito) e a aorta (artéria que sai do ventrículo esquerdo). Essa ligação se chama canal arterial. Seu funcionamento é semelhante ao do forame oval: cria um desvio para evitar o sistema circulatório pulmonar, pois o feto não utiliza os pulmões, então não faria sentido o sangue tomar o caminho tradicional pela circulação pulmonar. O sangue rico em oxigênio chega ao feto pelo cordão umbilical, vindo diretamente da mãe.

O canal arterial geralmente se fecha após o nascimento. Geralmente, não sempre, pois é tão comum que o forame não se feche que a "persistência canal arterial" é o quarto defeito cardíaco mais comum em recém-nascidos. É especialmente dramático em prematuros, porque a ligação entre a aorta e a artéria pulmonar continua existindo depois do nascimento. Com isso, há excesso de sangue no sistema circulatório pulmonar, o que pode causar a formação de pequenas fissuras nos vasos sanguíneos do coração e dos pulmões. Isso também pode levar à insuficiência cardíaca e falta de irrigação nas regiões periféricas do corpo. As crianças que sofrem dessa condição são menos resistentes do que crianças totalmente saudáveis, têm braços e pernas frios e frequência cardíaca estranhamente rápida e forte (porque o coração tenta compensar o fornecimento insuficiente de oxigênio aos órgãos).

Entre outros tipos de cardiopatia congênita estão os problemas valvares, nos quais as valvas se estreitam ou não se fecham corretamente. O risco de uma criança nascer com esse defeito cardíaco cresce de acordo com o número de familiares que também o tiveram. Isso indica claramente que crianças com defeitos nas valvas têm predisposição genética.

Com exceção da persistência do canal arterial (PCA), que às vezes pode ser fechado por meio de medicamentos, quase todos os defeitos cardíacos congênitos precisam ser corrigidos cirurgicamente. Por sorte, a cirurgia cardíaca infantil evoluiu tanto nos últimos tempos que, com frequência, o único lembrete que o adulto tem do defeito é uma pequena cicatriz. Por fim, mesmo que todas as operações e todos os tratamentos médicos possíveis não curem o paciente de forma definitiva, muitas vezes eles podem ter uma vida longa e satisfatória, desde que evitem sobrecarregar o coração.

Para terminar

O coração é muito mais do que apenas um motor. Há séculos ele é o símbolo de desejo, amor e paixão. Embora seja um dos órgãos mais estudados do corpo, ainda restam muitas perguntas em aberto sobre a interação entre coração, corpo e mente. Em todo o mundo, cientistas trabalham a pleno vapor para desvendar todos os segredos e entender cada vez melhor os mecanismos do nosso motor, sobretudo no nível molecular. Sem as pesquisas modernas sobre o coração, a medicina nunca teria alcançado o estado atual e nossa expectativa de vida certamente não seria tão alta. As pesquisas médicas têm se ocupado de diversos assuntos: sono, sexo, alimentação – a lista é imensa. O objetivo principal desses estudos é tornar a vida melhor, mais longa ou até mesmo viável. Como já vimos, os pesquisadores fizeram avanços notáveis na tentativa de responder se é possível morrer por causa de uma decepção amorosa. Nos últimos anos, a síndrome do coração partido entrou no foco das pesquisas e, quanto melhor se compreende essa condição, maior o índice de sucesso do tratamento.

Mas a pesquisa também me fez perceber uma coisa: um coração saudável precisa de um corpo saudável e uma psique saudável para funcionar perfeitamente. Sem o apoio essencial dos outros órgãos, isso não é possível. O coração trabalha em equipe. Os rins, por exemplo, têm uma participação fundamental na regulação do volume de líquido no sistema cardiovascular, aumentando ou diminuindo a pressão arterial segundo a necessidade do organismo. Nesse caso, recebem auxílio de substâncias produzidas em diferentes órgãos e tecidos. Essas substâncias dilatam ou contraem os vasos sanguíneos, aumentam ou diminuem a frequência cardíaca ou influenciam a força das contrações. Do contrário, o coração ficaria exausto rapidamente.

Sem todos os outros órgãos e pequenos ajudantes no sangue, o coração não passaria de uma engrenagem solitária. No entanto, o suporte diversificado o torna algo muito além disso: o coração passa a ser a força motriz de um mecanismo complexo. Às vezes, precisa ser lubrificado e, em outras, trocar de peça, mas fico surpreso ao ver como isso raramente é necessário. E quanto mais detalhadas as pesquisas, mais claro fica que não existe uma verdade única e completa sobre o coração. Descobrimos cada vez mais elementos dessa complexa obra de arte e observamos que ela é muito mais sofisticada e abrangente do que se pensava.

Mesmo que os cientistas nunca cheguem ao fim dessa tarefa de Sísifo, o trabalho contínuo revelará novas informações, que levarão a tratamentos mais efetivos e aumentarão a qualidade e a expectativa de vida do paciente.

Recentemente li a seguinte frase grafitada num muro: "Não se preocupe. Nosso coração é como um facão: abre caminhos pelo interior da selva."

Considero essa uma grande homenagem a um amigo fiel em quem sempre podemos confiar de olhos fechados e que, por seu trabalho abnegado, só deseja ser bem tratado.

Agradecimentos

A ajuda de muitas pessoas foi fundamental para a publicação deste livro.

Meu agradecimento especial vai para minha editora, Marieke. Se você não tivesse falado comigo depois da apresentação em Berlim, eu nunca teria pensado neste projeto. Muito obrigado por sua paciência de Jó, sua enorme ajuda e o grande empenho que pôs neste projeto. Sei que foi de coração.

Sou grato a um grande mentor e amigo: Tobias Sonnenberg, médico da cidade de Kiel. Você oferece um suporte fundamental em todos os aspectos da minha vida. Obrigado pelas conversas estimulantes e pela leitura crítica do meu manuscrito.

Gostaria de agradecer a todos que me abrigaram durante a escrita, me divertiram e me estimularam. Acima de tudo, agradeço a meus pais e minha família.

Além disso, agradeço a Simon Z., Claudia, Dirk, Zemmi, Miri, os Enzler (especialmente Bella e Christoph), Jonas, Philipp E., Heike, Katarina, Werner, Gregor, Miriam, Michael e Simon H., os Falb – especialmente Alex, Britta e Felix.

Muito obrigado ao grupo de trabalho Schieffer da Universidade de Marburg, ao grupo editorial Ullstein Buchverlage, ao scienceslam.net (Gregor e policult), ao Luups (Karsten), ao Halternativ e.V. (Tobias), ao scienceslam.de (Julia), aos *science slammers* Reinhard R. e Tim G., ao Fórum Teuto-Russo (Sibylle e Sandra) e às organizações médicas, aos serviços de salvamento e às enfermarias em que tive o privilégio de trabalhar.

Por fim, quero agradecer a Christine. Foi você quem me pôs no palco pela primeira vez. Você me ajudou a descobrir em mim algo que até então eu não sabia que existia.

Se não fosse cada um de vocês, este livro não seria o que é ou talvez nem existisse. Muito obrigado. Com certeza todos vocês têm um lugar especial no meu coração!

Bibliografia

A seguir, registro as fontes de onde tirei conteúdos não encontrados em livros-texto ou em serviços de pesquisa on-line, como flexikon.com ou wikipedia.org. Os textos citados a seguir foram escritos originalmente em alemão ou em inglês.

1. Abraçando o coração

Berger, Felix. Das Herz eines Neugeborenen ist nicht größer als eine Walnuss. In: Gesundheitsberater Berlin, 6/8/2015. Disponível em: www.gesundheitsberater- berlin.de/praxis/krankheiten-von-a-z/kardiologie-fur-kinder/interview-das--herz-eines-neugeborenen-ist-nicht-grosser-als-eine-walnuss--2 (acessado em setembro de 2015).
Dick, Wolfgang (org.). *Notfall und Intensivmedizin*. Berlim, Nova York: 2001. Disponível em: www.degruyter.com/viewbooktoc/product/4674 (acessado em setembro de 2015).
Tichatschek, Edgar. Herzfehler bei Kindern. In: Netdoktor, 11/2000. Disponível em www.netdoktor.at/krankheit/herzfehler-bei-babys-7273 (acessado em setembro de 2015).
Blanck, Nathalie. Gefäße – Straßen unseres Körpers. In: Gesundheit, 9/5/2012. Disponível em www.gesundheit.de/krankheiten/gefaesserkrankungen/die-gefaesse-des-menschen/ge-

faesse-strassen-unseres-koerpers (acessado em setembro de 2015).

Institut für Film, Bild und To. *Die Entwicklung des Herzens.* Berlim: 1988; *in*: https://www.youtube.com/watch?v=a-TP-N5AEWUs (acessado em setembro de 2015).

2. Congestão cardíaca

Bruckenberger, Ernst. Herzbericht 2010. Hanôver: 2011. Disponível em http://bruckenberger.de/pdf/hzb23_10auszug.pdf (acessado em setembro de 2015).

Rettungsschule DRK Landesverband Niedersachsen e.V. (org.). Notfallrettung und qualifizierter Krankentransport, Goslar: 2006.

3. Roleta-russa com o coração

Pope CA et al. *Cardiovascular mortality and exposure to airborne fine particulate matter and cigarette smoke: shape of the exposure-response relationship.* In: Circulation 120, 2009, p. 941--948.

Goslawski, Melissa et al. Binge Drinking Impairs Vascular Function in Young Adults. In: *Journal of the American College of Cardiology*, 62(3), San Diego: 2013, p. 201-207.

Initiative Herzbewusst: Herzinfarktrisiko durch das Rauchen – Das sollten sie wissen. Disponível em: https://www.herzbewusst.de/angina-pectoris/risikofaktoren-herzinfarkt/herzinfarktrisiko-rauchen (acessado em setembro de 2015).

Deutsches Krebsforschungszentrum (org.). *Durch Rauchen und Passivrauchen verursachte Erkrankungen des Herz-Kreislaufsystems*. Heidelberg: 2008. Disponível em: https://www.dkfz.de/de/tabakkontrolle/download/Publikationen/FzR/FzR_Herz-Kreislauf.pdf (acessado em setembro de 2015).

Overbeck, Peter; Quartalssaufen schädigt schon junge Gefäße. In: *Ärzte-Zeitung*, 10/7/2013. Disponível em www.aerztezeitung.de/medizin/krankheiten/neuro-psychiatrische_krankheiten/suchtkrankheiten/article/841269/alkohol-quartalsaufen--schaedigt-schon-junge-gefaesse.html (acessado em setembro de 2015).

Landeszentrale für Gesundheitsförderung in Rheinland-Pfalz e.V. Alkohol – ein Risiko für Herzerkrankungen, 2/2007. Disponível em: https://www.lzg-rlp.de/service/ gesundheitstelefon/text/artikel/358/?no_cache=1 (acessado em setembro de 2015).

4. Engarrafamento no coração

Nicholls et al. Effect of Two Intensive Statin Regimens on Progression of Coronary Disease. *In: The New England Journal of Medicine*, 365, Waltham: 2011, p. 2.078–2.087.

Steinberg, Daniel; Parthasarathy, Sampath; Carew, Thomas E.; Khoo, John C; Witztum, Joseph L. Beyond Cholesterol, Modification of low-density lipoprotein that increase its atherogenicity. In: *The New England Journal of Medicine*, 320, Waltham: 1989, p. 915-924.

Haberland, Margaret E.; Steinbrecher, Urs P. *Modified Low-Density Lipoprotein: Diversity and Biological Relevance in Atherogenesis in Monographs in Human Genetics*, Basileia: 1992, p. 35-61.

Raurama, Rainer; Pirjo, Halonen; Sari B., Väisänen et al. Effects of aerobic physical exercise on inflammation and atherosclerosis in men: the DNASCO study. In: *Annals of Internal Medicine*, 140, Filadélfia: 2004, p. 1.007-1.014.

Bates, Amanda. Young, apparently healthy – and at risk of heart disease. In: *Innovations Report*, 25/10/2011. Disponível em: www.innovations-report.de/html/berichte/medizin-gesundheit/young-apparently-heal-thy-risk-heart-disease-184469.html (acessado em setembro de 2015).

Bosilijanoff, Peter. Die Saturn-Studie. In: *Thieme Kongress Spotlights*. Munique: 2012. Disponível em: https://www.thieme.de/statics/dokumente/thieme/final/de/dokumente/zw_aktuelle-kardiologie/Musterartikel_Kongress-Spotlights_Bsp.pdf (acessado em setembro de 2015).

Libby, Peter. Arteriosklerose als Entzündung. In: *Spektrum der Wissenschaft* 7, 1/7/2002. Disponível em: www.spektrum.de/magazin/arteriosklerose-als-entzuendung/828880 (acessado em setembro de 2015).

Schweikart, Jörg. Arteriosklerose Ursachen und Entstehung. In: *Arteriosklerose*. Disponível em: www.arterio sklerose.org/ursachen (acessado em setembro de 2015).

5. Comendo e bebendo como manda o coração

Wu, Jason HY et al. Circulating omega-6 polyunsaturated fatty acids and total and cause-specific mortality – The Cardiovascular Health Study. In: *Circulation* 130, 2014, p. 1.245-1.253.

Jakobsen, Marianne Uhre et al. Major types of dietary fat and risk of coronary heart disease: a pooled analysis of 11 cohort studies. In: *The American Journal of Clinical Nutrition*, 2009; 89: 1.425-1.432.

Thornton, John R.; Emmet, Pauline M.; Heaton, Kenneth W. Diet and gall stones: effects of refined and unrefined carbohydrate diets on bile cholesterol saturation and bile acid metabolism. *Gut*, 24.1, 1983, 2-6.

Farvid, Maryam S. et al. Dietary linoleic acid and risk of coronary heart disease: a systematic review and meta-analysis of prospective cohort studies. In: *Circulation*, 130, 2014, p. 1.568-1.578.

Allam, A del H. et al. Atherosclerosis in Ancient Egyptian Mummies, The Horus Study. In: *Journal of the American College of Cardiology*. 4, 2011, p. 315-327.

Avena, Nicole M.; Rada, Pedro; Hoebel, Bartley G. Evidence for sugar addiction: Behavioral and neurochemical effects of intermittent, excessive sugar intake. In: *Neuroscience & Biobehavioral Reviews*. 2008; 32(1): 20-39.

Thompson, Randall C et al. Atherosclerosis across 4000 years of human history: the Horus study of four ancient populations, in: *The Lancet*, 381, 9873, 6/4/2013, p. 1.211-1.222.

Chiu, Chung-Jung; Milton, Roy C.; Klein, Ronald; Gensler, Gary; Taylor, Allen: Dietary Compound Score and Risk of Age-Related Macular Degeneration in the Age-Related Eye Disease Study. In: *Ophtalmology*. 116, 5, 2009, p. 939-946.

Steinhart, Hans; Küchler, Torben; Berger, Michael; Maaßen, Andrea; Busch-Stockfisch, Mechthild. Tiefkühlgemüse – Nährstoffe und sensorische Qualität. *Tagungsband 62. Diskussionstagung des Forschungskreises der Ernährungsindustrie*: Hamburgo; Bonn, 2014, 29-46, 2004.

Zentrum der Gesundheit. Heilkräftige Lebensmittel für ein gesundes Herz. In: *Zentrum der Gesundheit, letzte Aktualisie-*

rung. 6/9/2015. Disponível em: www.zentrum-der-gesundheit.de/herzkrankheiten-hilfreiche-lebensmittel-ia.html (acessado em setembro de 2015).

Deutsche Gesellschaft für Ernährung e.V. *Mehrfach ungesättigte Fettsäuren senken das Risiko für koronare Herzkrankheiten.* 27/4/2010. Disponível em: https://www.dge. de/uploads/media/DGE-Pressemeldung-aktuell-07-2010-SFA-PUFA.pdf (acessado em setembro de 2015).

Deutsches Grünes Kreuz e.V. Omega-3- und Omega-6-Fettsäuren. Disponível em: http://dgk.de/meldungen/praevention--und-anti-aging/omega-3-und-omega-6-fettsaeuren.html (acessado em setembro de 2015).

The European Food Information Council (EUFIC). Omega-6 fatty acids associated with lower risks of heart disease and death. In: *Nutri-Facts.* 15/4/2015. Disponível em: www.nutri-facts.org/eng/expert-opinion/detail/backPid/598/article/omega-6-fatty-acids-and-the-risks-of-heart-disease/(acessado em setembro de 2015).

Assmann, Gerd; Wahrburg, Ursel. Herzgesund Essen, Mit Genuss der Gesundheit Gutes tun. In: *Assman Stiftung für Pävention.* Münster: 2006. Disponível em: www.assmann-stiftung.de/wp-content/uploads/2013/05/herzgesund_essen_broschuere_web.pdf (acessado em setembro de 2015).

Sibbel, Lea; Kirchner, Julia. So gefährlich sind Fett, Salz, Zucker und Alkohol. In: *Die Welt.* 9/2/2015. Disponível em: www.welt.de/gesundheit/article137280281/So-gefaehrlich-sind--Fett-Salz-Zucker-und-Alkohol.html (acessado em setembro de 2015).

Zentrum der Gesundheit. 7 Vorteile von Omega-3-Fettsäuren. In: *Zentrum der Gesundheit.* Última atualização em 6/9/2015.

Disponível em: www.zentrum-der-gesundheit.de/omega-3--fettsaeuren.html (acessado em setembro de 2015).

Müssig, Karsten. Zucker setzt Dopamin frei. In: *Kölner Stadtanzeiger*, 23/9/2013. Disponível em: www.ksta.de/freizeit/interview-zucker-setzt-dopamin-frei,15190120,24409620.html (acessado em setembro de 2015).

Riedel, Christian. Warum buntes Essen gesund ist. In: *Netzathletenmagazin* 19. 9/2015. Disponível em: www.netzathleten.de/gesundheit/aufgedeckt/item/2454-warum-buntes-essen--gesund-ist (acessado em setembro de 2015).

Neurologen und Psychiater im Netz: Gesunder Lebensstil beugt Schlaganfall vor. 27/1/2015. Disponível em: www.neurologen-und-psychiater-im-netz.org/neurologie/ratgeber-archiv/meldungen/article/gesunder-lebensstil-beugt-schlaganfall--vor (acessado em setembro de 2015).

Deutsches Tiefkühlinstitut. Erntefrische auf Vorrat: Eine Studie zu verschiedenen Gemüsearten. Berlim, 2007. Disponível em: www.tiefkuehlkost.de/info-center/broschueren/frische-broschuere (acessado em setembro de 2015).

Beutelsbacher, Stefan: Die gefährliche Salzsucht der Deutschen. In: *Die Welt*, 4/2/2015. Disponível em: www.welt.de/wirtschaft/article137090819/Die-gefaehrliche-Salzsucht-der--Deutschen.html (acessado em setembro de 2015).

Gohlke Helmut: Erhöhen Eier den Cholesterin-Spiegel? In: *Deutsche Herzstiftung*, 20/8/2015. Disponível em: www.herzstiftung.de/Cholesterin-Eier.html (acessado em setembro de 2015).

Gonzales, Constantin: Alles was man über Kohlehydrate wissen sollte. In: *Paleosophie*. 25/7/2015. Disponível em: http://blog.paleosophie.de/2012/08/31/alles-was-man-ueber-kohlenhydrate-wissen-sollte-teil-1-was-genau-sinc-kohlenhydrate (acessado em setembro de 2015).

6. Meu coração, não sei por quê...

Arbelo, Elena et al. The Atrial Fibrillation Ablation Pilot Study: an European Survey on Methodology and Results of Catheter Ablation for Atrial Fibrillation: conducted by the European Heart Rhythm Association. *European Heart Journal.* 31/1/2014. Disponível em: http://eurheartj.oxfordjournals.org/content/ehj/early/2014/01/30/eurheartj.ehu001.full.pdf (acessado em setembro de 2015).

Jörg, Gabriele. Warum Menschen anderen nicht helfen. In: *Hochschule Heidelberg.* 20/8/2015. Disponível em: www.hochschule-heidelberg.de/de/fakultaet-fuer-angewandte--psychologie/archiv/warum-helfen-menschen-anderen-nicht (acessado em setembro de 2015).

Kerckhoff-Klinik. Herzrhythmusstörungen – das sollten Sie wissen!. In: *Wissenswertes von A–Z.* 7/2011. Disponível em: www.kerckhoff-klinik.de/patienten/wissenswertesvona-z/herzrhythmusstoerungen_das_sollten_sie_wissen (acessado em setembro de 2015).

Kerckhoff-Klinik. Vorhofflimmern. in: *Wissenswertes von A–Z.* Disponível em: www.kerckhoff-klinik.de/patienten/wissenswertesvonaz/informationen_zum_vorhofflimmern (acessado em setembro de 2015).

Ärzte Zeitung: Jeder Zweite nach Katheterablation beschwerdefrei. In: Ärzte Zeitung. 2/9/2015. Disponível em: www.aerztezeitung.de/medizin/krankheiten/herzkreislauf/herzinfarkt/

article/820831/vorhofflimmern-jeder-zweite-nach-katheterablation-beschwerde frei.html (acessado em setembro de 2015).

Medtronic. Ablauf einer Katheterablation. In: *Medtronic*, 14/8/2015. Disponível em: www.medtronic.de/erkrankungen/vorhofarrhythmien/eingriff/katheterablation/index.htm (acessado em setembro de 2015).

Die Welt. Polizei ermittelt gege Gaffer von der A2. In: *Die Welt*. 10/2/2015. Disponível em: www.welt.de/vermischtes/article137299252/Polizei-ermittelt-gegen-Gaffer-von-der-A2.html (acessado em setembro de 2015).

7. Exercícios na horizontal para o coração

Carsten, Karel Willem et al. The Neuropeptide Oxytocin Regulates Parochial Altruism in Intergroup Conflict Among Humans. In: *Science*, 328(5984), 11/6/2010, p. 1.408-1.411.

Haake, Philip; Krueger, Tillmann H.C.; Goebel, Marion U.; Heberling, Katharina M. Hartmann, Uwe; Schedlowski, Manfred: Effects of Sexual Arousal on Lymphocyte Subset Circulation and Cytokine Production. In: *Neuroimmunomodulation*. 11(5), 2004, p. 293-298.

Cirillo, Dominic J; Wallace, Robert B.; Wu, LieLing; Yood, Robert A. Effect of hormone therapy on risk of hip and knee joint replacement in the Women's Health Initiative. In: Arthritis & Rheumathology, 54, 2006, p. 3194-3204.

Straub, Rainer H. The Complex Role of Estrogens in Inflammation. In: *Endocrine Society*. 1/7/2013. Disponível em: http://press.endocrine.org/doi/abs/10.1210/er.2007-0001 (acessado em setembro de 2015).

Santen, Richard J. et al. Postmenopausal hormone therapy: an Endocrine Society scientific statement. In: *The Journal of Clinical Endocrinology & Metabolism*, 95.7 (suppl. 1), 2010, p. S1–66.

Eckstein, Monika et al. Oxytocin Facilitates the Extinction of conditioned Fear in Humans. In: *Society of Biological Psychatry*, 10/2014.

Kuhl, Herbert (org.). *Sexualhormone und Psyche: Grundlagen, Symptomatik, Erkrankungen, Therapie*. Stuttgart; Nova York: Thieme, 2002.

Kaushansky, Kenneth; Lichtman, Marshall A.; Beutler, Ernest et al. *Williams Hematology*. McGraw-Hill: Nova York, Chicago, San Francisco, Lisboa, Londres, Madri, Cidade do México, Milão, Nova Délhi, San Juan, Seoul, Cingapura, Sydney, Toronto, 2010.

Pharmazeutische Zeitung: Kuschelhormon Oxytocin. In: *Pharmazeutische Zeitung*, 5/2011. Disponível em: www.pharmazeutische-zeitung.de/index.php?id=36679 (acessado em setembro de 2015).

Pharmazeutische Zeitung: Kuschelhormon: Ängste bewältigen mit Oxytocin. In: *Pharmazeutische Zeitung*, 48/2014, 12/11/2014. Disponível em: www.pharma zeutische-zeitung.de/index.php?id=55285 (acessado em setembro de 2015).

Miller, Greg: Die dunkle Seite des Kuschelhormons. In: *Süddeutsche Zeitung*, 18/1/2013. Disponível em: www.sueddeutsche.de/wissen/sozialverhalten-die-dunkle-seite-des--kuschelhormons-1.1576212 (acessado em setembro de 2015).

Stein, Patrycja et al. Auswirkungen von Sexualhormonen auf die Psyche. In: *SexMedPedia – Sexualmedizinische Enzyklopä-*

die. 11/2010. Disponível em: www.sexmedpedia.com/artikel/auswirkungen-von-sexualhormonen-auf-die-psyche (acessado em setembro de 2015).

Wagner, Beatrice. So wirkt Sex auf die Gesundheit. In: *Medical Tribune*. 12/06/2011. Disponível em: www.medical-tribune.de/home/news/artikeldetail/so-wirkt-sex-auf-die-gesundheit.html (acessado em setembro de 2015).

Spiegel-Online Wissenschaft: Dopamin-Ausschüttung. Gehirn von Psychopathen giert nach Belohnung. In: *SPON Wissenschaft*. 15/3/2010. Disponível em: www.spiegel.de/wissenschaft/mensch/dopamin-ausschuettung-gehirn-von-psychopathen-giert-nach-belohnung-a-683605.html (acessado em setembro de 2015).

Czichos, Joachim. Östrogen bekämpft Entzündungen und beschleunigt die Wundheilung. In: *Die Welt*. 15/3/2003. Disponível em: www.welt.de/print-welt/article693671/Oestrogen--bekaempft-Entzuendungen-und-beschleunigt-die-Wundheilung.html (acessado em setembro de 2015).

Stolze, Cornelia. Was beim Sex im Kopf passiert. In: *Stern*, 20/8/2015. Disponível em: www.stern.de/gesundheit/sexualitaet/grundlagen/hirnforschung-was-beim-sex-im--kopf-passiert-3152392.html (acessado em setembro de 2015).

BBC News. Sex drive link to prostate cancer. In: BBC One Minute World News, 26/1/2009. Disponível em: http://news.bbc.co.uk/2/hi/health/7850666.stm (acessado em setembro de 2015).

Stute, Petra: Östrogene und Gelenkschmerzen. In: Deutsche Menopause Gesellschaft e.V. 6/2013. Disponível em: www.menopause-gesellschaft.de/mpg/downloads/DMG-Newsletter_06-2013_SC.pdf (acessado em setembro de 2015).

Seyfried, Fabian: Impfstoff-Herstellung – Vom Virus zur Apotheke. In: *NetDoktor*. 22/4/2015. Disponível em: www.netdoktor.de/Gesund-Leben/Impfungen/Wissen/Impfstoff--Herstellung-Vom-Vir-10531.html (acessado em setembro de 2015).

Sanofi Pasteur Merck & Co. Inc.; Sharp & Dohme (MSD). Verdienst von Impfungen. In: *Sanofi Pasteur MSD – Impfstoffe fürs Leben*. 20/8/2015. Disponível em: www.spmsd.de/impfstoffe/verdienst-von-impfungen (acessado em setembro de 2015).

Bundesverband für Gesundheitsinformation und Verbraucherschutz – Info Gesundheit e.V. Impfempfehlungen für chronisch Kranke und immungeschwächte Menschen. In: BGV Info Gesundheit e V., Bonn. Disponível em: www.bgv-impfen.de/chronisch.html (acessado em setembro de 2015).

DeStatis – Wissen Nutzen. Gesundheit, Diagnosedaten der Patienten und Patientinnen in Krankenhäusern – 2012, publicação. In: *Séries Profissionais 12, Série 6.2.1*, Wiesbaden, 2013. Disponível em: www.destatis.de/DE/Publikationen/Thematisch/Gesundheit/Krankenhaeuser/DiagnosedatenKrankenhaus2120621127004.pdf?__blob=publicationFile (acessado em setembro de 2015).

8. Ginástica rítmica para o coração

D'Souza, Alicia et al. Exercise training reduces resting heart rate via downregulation of the funny channel HCN4. In: *Nature communications* 5. 13/5/2014. Disponível em: www.researchgate.net/profile/Gwilym_Morris/publication/262306078_Exercise_training_reduces_resting_heart_ rate_via_downregulation_of_the_funny_channel_HCN4/links/004635372ff21e7cd1000000.pdf (acessado em setembro de 2015).

Kingenberg, Markus: So entsteht ein Sportlerherz. In: *Netzathletenmagazin*. 11/8/2009. Disponível em: www.netzathleten.de/gesundheit/aufgedeckt/item/430-so-entsteht-ein-sportlerherz (acessado em setembro de 2015).

9. Sem pressão, nada anda

Goebel, Ralf et al. Arterielle Hypertonie. Teil 1: Epidemiologie, Definition und nicht medikamentöse Behandlungsstrategien. In: *PZ Prisma*, 14, 2007, p. 137-148.

Mancia, Giuseppe et al. 2007 ESH-ESC Practice Guidelines for the Management of Arterial Hypertension: ESH-ESC Task Force on the Management of Arterial Hypertension. In: *Journal of Hypertension*. 25, 2007, p. 1.751-1.762.

Deutsche Hochdruckliga e.V. – Deutsche Hypertonie Gesellschaft. Leitlinien für das Management der arteriellen Hypertonie, Heidelberg; Düsseldorf, 2013. Disponível em: www.hochdruckliga.de/bluthochdruck-behandlung-leitlinien.html (acessado em setembro de 2015).

Pharmazeutische Zeitung. Kuschelhormon Oxytocin. In: *Pharmazeutische Zeitung*. 5/2011. Disponível em: www.pharmazeutische-zeitung.de/index.php?id=36679 (acessado em setembro de 2015).

Griese, Nina; Goebel, Ralf; Müller, Uta; Schulz, Martin; Hoyer, Joachim. Hypertonie – Grenzwerte für Blutdruckscreening. In: *Pharmazeutische Zeitung*, 16. 13/4/2009, Disponível em:

www.pharma-zeutische-zeitung.de/?id=29582 (acessado em setembro de 2015).

Amann, Kerstin; Benz, Kerstin: Bluthochdruck beginnt schon im Mutterleib. In: Deutsche Hochdruckliga e.V. – Deutsche Hypertonie Gesellschaft. 28/12/2011. Disponível em: www.hochdruckliga.de/bluthoch-druck-beginnt-schon-im-mutterleib.html (acessado em setembro de 2015).

10. Coração de Bela Adormecida

Henchoz, Yves et al. Effects of noxious stimulation and pain expectations on neuromuscular control of the spine in patients with chronic low back pain. In: *The Spine Journal*, 31/5/2013. Disponível em: www.sciencedirect.com/science/article/pii/S1529943013013739 (acessado em setembro de 2015).

Trelle, Sven; Reichenbach, Stephan; Wandel, Simon; Hildebrand, Pius; Tschannen, Beatrice; Villiger, Peter M et al. Cardiovascular safety of non-steroidal anti-inflammatory drugs: network meta-analysis. In: *The British Medical Journal*, 2011; 342:c7086.

Masahito, Sato et al. Increased Incidence of Transient Left Ventricular Apical Ballooning (So-Called "Takotsubo" Cardiomyopathy) After the Mid-Niigata Prefecture Earthquake. In: *Circulation Journal*, 70 (2006), 8, 947-953. www.jstage.jst.go.jp/article/circj/70/8/70_8_947/_.pdf (acessado em setembro de 2015).

Jaguszewski, Milosz et al. A signature of circulating microR-NAs differentiates takotsubo cardiomyopathy from acute myocardial infarction. In: *European Heart Journal*, 17/9/2013.

Napp, Christian; Ghadri, Jelena Rima; Cammann, Victoria L.; Bauersachs, Johann; Templin, Christian. Takotsubo cardiomyopathy: Completely simple but not so easy, in: International Journal of Cardiology. 20/6/2015; www.internationaljournalofcardiology.com/article/S0167-5273(15)01344-3/fulltext (acessado em setembro de 2015).

Süddeutsche Zeitung. Zu viel Schlaf für das Herz. In: *Süddeutsche Zeitung Wissen*. 1/8/2010. Disponível em: www.sueddeutsche.de/wissen/us-studie-zu-viel-schlaf-fuer-das-herz-1.982494 (acessado em setembro de 2015).

Scinexx. Angst sorgt für chronische Schmerzen. In: *Scinexx.de – Das Wissensmagazin*, 2013. Disponível em: www.scinexx.de/wissen--aktuell-16778-2013-10-18.html (acessado em setembro de 2015).

Jähnig, Tanja. Morbus Herzeleid. In: *Thieme Forschung – via medici*. 2.13, 2013. Disponível em: www.thieme.de/statics/bilder/thieme/final/de/bilder/tw_neurologie/Morbus_herzeleid.pdf (acessado em setembro de 2015).

Medizinische Hochschule Hannover. Takotsubo-Kardiomyopathie. In: *Klinik für Kardiologie und Angiologie*. Hanôver. Disponível em: www.mh-hannover.de/takotsubo.html (acessado em setembro de 2015).

Medizinische Hochschule Hannover. Peripartum Kardiomyopathie (PPCM). In: *Klinik für Kardiologie und Angiologie*. Hanôver. Disponível em: www.mh-hannover.de/ppcm.html (acessado em setembro de 2015).

Spiegel-Online Wissenschaft. Medizinische Studie: Homöopathie beruht auf Einbildung. In: *SPON Wissenschaft*. 26/8/2005. Disponível em: www.spiegel.de/wissenschaft/mensch/medizinische-studie-homoeopathie-beruht-auf-einbildung-a-371586.html (acessado em setembro de 2015).

Lüneburg, Julia. Schwangerschaft mit schwachem Pumporgan. In: Baby und Familie. 3/5/2012. Disponível em: www.baby-und-familie.de/Schwangerschaft/Herzerkrankungen--Schwangerschaft-mit-schwachem-Pumporgan-51652.html (acessado em setembro de 2015).

Bundesministerium für Forschung und Bildung; Plötzlich herzkrank! – Wenn die Schwangerschaft aufs Herz schlägt. In: *BMBF.* 6/2014. Disponível em: www.gesundheitsforschung--bmbf.de/de/5349.php (acessado em setembro de 2015).

Kompetenznetz. Angeborene Herzfehler. In: *Kompetenznetz*, Berlim. Disponível em: www.kompetenznetz-ahf.de/angeborene-herzfehler (acessado em setembro de 2015).

Rödel, Susanne. Herztransplantation. In: *Transplantation verstehen – Wissen für das neue Leben.* 20/5/2014. Disponível em: www.transplantation-verstehen.de/organe/herz/einleitung.html (acessado em setembro de 2015).

Eurotransplant. Eurotransplant Statistics – 2014. In: eurotransplant.org, 9/1/2015. Disponível em: www.euro-transplant.org/cms/mediaobject.php?file=Year+Statistics+2014.pdf (acessado em setembro de 2015).

CONHEÇA OUTROS TÍTULOS DA EDITORA SEXTANTE

30 DIAS PARA MUDAR: WHOLE30

Melissa Hartwig e Dallas Hartwig

30 dias para mudar apresenta o badalado programa Whole30, de Melissa Hartwig e Dallas Hartwig, que já ajudou centenas de milhares de pessoas a transformar de vez a relação com a comida.

A partir de um plano de apenas cinco passos, você vai eliminar todos os alimentos que possam estar lhe fazendo mal – como grãos, açúcares, laticínios e leguminosas –, ver como se sente e depois reintroduzir os grupos alimentares pouco a pouco, escolhendo com consciência o que quer ou não manter de acordo com os seus sintomas.

Com esse conhecimento, você será capaz de erradicar hábitos pouco saudáveis, reduzir compulsões alimentares e a gula relacionada ao estresse, melhorar a digestão e fortalecer o sistema imunológico. E fará tudo isso sem passar fome, sem contar calorias e sem precisar se pesar.

Para ajudar no processo, os autores relatam histórias reais de pessoas que aderiram ao programa e tiveram sucesso, abordam as principais dificuldades enfrentadas pelos participantes, sugerem uma lista de compras apenas com os itens permitidos e ensinam como agir quando você come fora de casa e como adaptar o programa para crianças, gestantes e vegetarianos.

O livro ainda apresenta um cardápio completo para uma semana e um superbônus: mais de 100 receitas práticas e deliciosas com comida de verdade, desenvolvidas para saciar o apetite e estimular o paladar.

10% HUMANO

Alanna Collen

Há muito mais coisas em seu corpo do que você poderia imaginar. Cerca de 100 trilhões delas, para ser mais exato.

Para cada célula humana em nosso organismo, há outras nove impostoras, pegando carona. Você não é formado apenas de carne e osso, sangue e músculo, mas também de bactérias e fungos. Não é um indivíduo, mas uma colônia – um ecossistema. Somos apenas 10% humanos.

Até pouco tempo atrás, os micróbios eram vistos como invasores, inimigos, parasitas. Estávamos decididos a exterminá-los. Mas a ciência vem revelando uma história bem diferente: os micro-organismos comandam nosso corpo e evoluíram numa relação de estreita simbiose com os humanos – e é impossível ser saudável sem eles.

Neste livro instigante e revolucionário, a bióloga Alanna Collen apresenta as últimas pesquisas científicas e mostra de que forma os micróbios que habitam o corpo determinam nosso peso, o funcionamento de nosso sistema imunológico e até mesmo nossa saúde mental.

Além disso, mostra como as doenças modernas – obesidade, autismo, transtornos mentais, problemas intestinais, alergias e doenças autoimunes – teriam uma causa comum: o fato de não estarmos cultivando uma boa relação com nossa colônia pessoal de micro-organismos.

Esta nova perspectiva traz uma boa notícia: ao contrário de nossas células humanas, nossa colônia microbiana pode ser alterada para melhor. Depois de *10% humano*, você nunca mais vai enxergar seu corpo – e sua vida – da mesma forma.

Minha vida anticâncer

Dra. Odile Fernández Martínez

Em sua luta particular contra o câncer, a Dra. Odile Fernández Martínez descobriu que muitas intervenções podem ajudar nosso corpo a eliminar as células malignas, todas com base científica reconhecida.

A principal frente de combate é a alimentação, por isso boa parte deste livro se concentra em explicar por que alguns alimentos, como a carne e o açúcar, favorecem a proliferação de tumores, ao passo que outros, como o alho, a cebola e a couve, eliminam a inflamação e estimulam o sistema imunológico a lutar contra o câncer.

A autora também levanta outros fatores importantes que contribuem para o combate e a prevenção da doença: abandonar hábitos prejudiciais, como o tabagismo e o consumo excessivo de bebidas alcoólicas; evitar o contato com substâncias tóxicas e potencialmente cancerígenas em cosméticos, produtos de limpeza e até utensílios de cozinha; utilizar técnicas culinárias adequadas; praticar exercícios físicos; e adotar uma postura positiva perante os desafios da vida – inclusive quando a doença se instala.

Além disso, você vai conhecer as terapias naturais mais indicadas e com ação comprovada para o tratamento complementar do câncer, como acupuntura, reiki, técnicas de massagem e plantas medicinais.

Da mesma forma que escolhas equivocadas são capazes de transformar o corpo em um ambiente favorável ao desenvolvimento do câncer, as escolhas certas são capazes de mantê-lo plenamente saudável e livre dessa e de outras doenças.

100 DICAS SIMPLES PARA PREVENIR O ALZHEIMER

Jean Carper

São muitas as perguntas sobre a doença de Alzheimer e o declínio cognitivo causado pela idade, mas já se descobriu que o caminho para fugir da demência senil precisa ser construído ao longo da vida. Por isso este livro foi escrito – para que pessoas de todas as idades possam tomar atitudes capazes de retardar o aparecimento dos sintomas.

Como ainda não existe cura, pesquisadores de todo o mundo têm voltado seu foco para a necessidade fundamental da prevenção, de forma que possamos bloquear o avanço da doença antes que ela comece a afetar o cérebro.

Hoje em dia, o Alzheimer é associado não apenas à predisposição genética, mas também ao estilo de vida. O mais importante de tudo é que a doença deixou de ser considerada uma catástrofe repentina do envelhecimento: agora ela é vista como um processo contínuo que dura décadas e que pode ser influenciado por fatores que estão sob nosso controle, como boa alimentação, exercícios físicos, estímulo mental e atividade social.

Com base nos mais recentes estudos científicos, Jean Carper reuniu 100 atitudes simples que podemos tomar para tornar nosso cérebro mais resistente e protegido contra as doenças neurodegenerativas associadas à idade.

Pequenas atitudes diárias e algumas mudanças na rotina podem alterar radicalmente o seu futuro. Da internet à vitamina B_{12}, do vinho a uma boa noite de sono, das caminhadas a um grande círculo social: a chave para enfrentar essa doença irreversível pode ser simplesmente evitar que ela apareça.

Dieta dos casais

Patricia Davidson Haiat

Dizem que o amor engorda, mas é igualmente verdade que, quando um casal faz planos juntos para emagrecer e adotar hábitos saudáveis, a motivação é muito maior e eles alcançam resultados surpreendentes.

Munida de sua experiência clínica e das pesquisas mais recentes sobre alimentação, a nutricionista Patricia Davidson Haiat aceitou o desafio de montar um plano alimentar prático e acessível com base na Nutrição Funcional para ser feito a dois.

Levando em conta as diferentes necessidades nutricionais de homens e mulheres, e respeitando as particularidades hormonais e psicológicas de cada um, este livro oferece:

- um plano em três fases para emagrecer até 2 quilos por semana;
- mais de 130 receitas fáceis e deliciosas para preparar e desfrutar a dois;
- sugestões de alimentos funcionais indicados por gênero e faixa etária;
- estratégias para integrar o programa à sua rotina e
- depoimentos de casais que emagreceram juntos.

Transformar o corpo e a relação com a comida fica bem mais fácil e sustentável em boa companhia. E os benefícios da Dieta dos Casais vão muito além da perda de medidas: mais saúde, disposição e cumplicidade para curtir a vida ao lado de quem você ama.

Mulheres em ebulição

Dra. Julie Holland

Baseado em estudos e pesquisas científicas, *Mulheres em ebulição* faz um raio X da vida e da saúde da mulher, abordando temas como TPM, sexualidade, casamento, envelhecimento, menopausa, anticoncepcionais, reposição hormonal, relação entre comida e humor, importância do sono, terapias naturais e depressão.

Especializada em psicofarmacologia e com mais de 20 anos de experiência clínica, Dra. Julie Holland afirma que a variação de humor que toda mulher vive – um dia cheia de energia, o outro se sentindo a pior das mortais – é uma característica feminina básica que não deve ser anulada com remédios nem encarada como um problema a ser resolvido.

A autora analisa a fundo esta questão e discute os prós e contras do uso de medicamentos, mostrando quando eles são indicados e quando só pioram a situação. Além disso, ela traz informações detalhadas sobre como os hormônios influenciam nossas decisões, nosso comportamento e nossos relacionamentos.

A variação de humor é um indicador poderoso de quem somos e do que queremos. Quando anulamos nossa emotividade, abrimos mão de uma parte importante de nós mesmas. E quando aprendemos a compreendê-la, podemos fazer dessa aparente fragilidade a maior fonte de nossa força.

Naturalmente mais jovem

Roxy Dillon

As rugas, a flacidez e o cansaço não precisam ser uma parte inevitável do envelhecimento. Esses e outros sintomas desagradáveis indicam o declínio das funções celular e hormonal que acontece após os 30 anos. A boa notícia é que eles podem ser interrompidos e até mesmo revertidos.

A partir de estudos, casos bem-sucedidos de clientes e experiências pessoais, a pesquisadora e terapeuta nutricional Roxy Dillon elaborou o programa Biojovem, que utiliza ingredientes naturais e acessíveis para ajudar as pessoas a envelhecer com beleza, saúde e qualidade de vida.

Ela revela quais alimentos, ervas, suplementos e óleos essenciais devem fazer parte da sua rotina e explica como seus componentes químicos contribuem para normalizar a pressão arterial, revigorar a pele e prevenir o surgimento de células cancerosas. Você vai aprender a:

- Aumentar a energia para o dia a dia e a libido.
- Combater as rugas, a celulite e a flacidez.
- Manter o cabelo sedoso e prevenir a queda.
- Transformar gordura em músculos.
- Reverter os efeitos da menopausa.
- Evitar diversos tipos de câncer, como os de pele, mama e pulmão.
- Criar um plano antienvelhecimento personalizado.

Para saber mais sobre os títulos e autores
da Editora Sextante, visite o nosso site.
Além de informações sobre os próximos lançamentos,
você terá acesso a conteúdos exclusivos
e poderá participar de promoções e sorteios.

sextante.com.br